hanser**blau**

Melanie Mühl

DAS ERNÄHRUNGS-GEFÜHL

Wie Emotionen unser
Essverhalten beeinflussen

hanserblau

1. Auflage 2020

ISBN 978-3-446-26605-6
© 2020 hanserblau in der Carl Hanser Verlag GmbH & Co. KG, München
Umschlag: ZERO Werbeagentur, München
Motive: © PixxWerk®, München
unter Verwendung von Shutterstock.com
Satz: Greiner & Reichel, Köln
Druck und Bindung: Friedrich Pustet, Regensburg
Printed in Germany

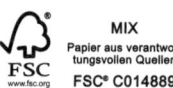

MIX
Papier aus verantwor-
tungsvollen Quellen
FSC® C014889

INHALT

VORWORT

Es gibt fünf Orte auf dieser Welt, wo die Menschen gesünder sind und älter werden als überall sonst. Beneidenswert fit sind sie außerdem. Mit Magie hat das nichts zu tun, sondern mit einem klugen Lebensstil, von dem wir viel lernen können. Wissenschaftler haben diese Gegenden *Blue Zones* getauft, und dazu gehören das griechische Ikaria sowie die japanische Inselkette Okinawa, Nicoya in Costa Rica, Sardinien und Loma Linda in Kalifornien. Was deren Bewohner gemeinsam haben: Sie ernähren sich gesund, wenn auch nach völlig unterschiedlichen Prinzipien. Vor allem aber beherzigen die *Blue-Zones*-Bewohner eine bestimmte Haltung: Achtsamkeit.

Ganz im Hier und Jetzt zu sein und die Sinne zu schärfen, wird auch für uns immer wichtiger. In einer Welt, in der Optimierungs-Gurus die irrsinnigsten Ernährungsregeln aufstellen und einem vorgaukeln, man müsse in kürzester Zeit schlank werden, ist es nur vernünftig, ja heilsam, sich auf die wahren Bedürfnisse des Körpers zu konzentrieren. Dieses Buch soll dabei helfen.

Unumstößliche ernährungswissenschaftliche Fakten spielen ebenso eine Rolle wie die Rückeroberung unseres Körpergefühls. Welchen Einfluss hat Ernährung wirklich auf unsere Gesundheit und Langlebigkeit? Wie ernähren wir uns nicht nur gesund, sondern auch gut? Was bedeutet es, hungrig zu sein? Bin ich ein emotionaler Esser? Die meisten von uns sind das, ohne sich dessen bewusst zu sein. Wer erst einmal das eigene Essverhalten und die eigenen Gefühle und Bedürfnisse, die dabei im Spiel sind, durchschaut hat, dem wird ein Stein vom Herzen fallen.

Wie also funktioniert Achtsamkeit im Alltag? Wie kann ich gesünder und genussvoller essen? Und: Kann ich damit abnehmen?

Das sind nur ein paar der Fragen, die dieses Buch beantworten möchte. Richtet man den Scheinwerfer auf die entscheidenden Stellen im Ernährungskosmos und beleuchtet Fakten *und* Gefühl, ist ein gesundes Leben nämlich gar nicht mehr so kompliziert. Und der Genuss kommt auch nicht zu kurz.

BLUE ZONES

Ikaria ist eine kleine Ägäis-Insel mit verwinkelten Gassen, weißen Postkartenhäuschen und einem Strand, der so schön ist, dass die Ikarianer ihn »Seychelles« genannt haben, was gar nicht nötig gewesen wäre, weil das Außergewöhnlichste an dieser Insel nichts mit ihren landschaftlichen Reizen zu tun hat, sondern mit den Einheimischen selbst. Diese glücklichen Menschen werden steinalt, und zwar in einem derart fitten Zustand, dass man sich verwundert fragt, wie das möglich ist. An guten genetischen Voraussetzungen kann das nur zu einem kleinen Teil liegen, denn unsere Gene sind lediglich zu etwa 25 Prozent für Langlebigkeit verantwortlich.

Ikaria zählt zu den sogenannten *Blue Zones*, jenen im Vorwort erwähnten Orten, die eine auffallend hohe Konzentration von sehr alten, gesunden Menschen aufweisen und die hier noch mal genannt werden sollen: Okinawa, Nicoya, Sardinien (besonders die Dörfer der Bergregion Barbagia, wo in der Gemeinde Seulo zwischen 1996 und 2016 zwanzig Hundertjährige lebten), Loma Linda (dort ist eine große Gemeinde der Siebenten-Tags-Adventisten ansässig, die etwa zehn Jahre länger leben als der durchschnittliche Amerikaner) und eben Ikaria. Entdeckt haben die *Blue Zones* der belgische Demograph Michel Poulain und der italienische Altersforscher und Mediziner Gianni Pes. Auf der Landkarte markierten sie die

Zonen mit einem blauen Stift, daher der Name. Durch einen 2004 veröffentlichten Bericht der beiden Forscher wurde der Wissenschaftsautor Dan Buettner, der inzwischen als eine Art *Blue-Zones*-Experte gilt, auf Poulain und Pes aufmerksam. Buettner schrieb eine Titelgeschichte für das Magazin »National Geographic« unter der Überschrift: »The secrets of a long life«. Der Begriff *Blue Zones* fiel darin zum allerersten Mal.

DIE MEDITERRANE ERNÄHRUNG VON IKARIA UND SARDINIEN: FETTREICH, EINFACH, VON HOHER QUALITÄT

Doch wie genau leben nun die Bewohner der *Blue Zones*? Die Ikarier zum Beispiel sammeln Wildgemüse und Wildkräuter, die sie in der Küche verarbeiten und aus denen sie morgens und abends Tee zubereiten. Schließlich wachsen mehr als 150 verschiedene Kräuter auf der Insel. Mittags, nach der reichhaltigsten Mahlzeit des Tages, legen sich die Ikarier für ein kleines Nickerchen hin, und abends gönnen sie sich gern in geselliger Runde ein Glas Rotwein. Dan Buettner listet in seinem Buch *The Blue Zones Solution* die wichtigsten Nahrungsmittel der Ikarier auf:

· Olivenöl
· Wilde Kräuter
· Kartoffeln (werden so gut wie täglich verzehrt, ohne Butter, Sour Cream und auch nicht in Form von Pommes)
· Schwarze Erbsen

- Feta
- Kichererbsen
- Zitronen
- Honig
- Tee aus heimischen Kräutern
- Kaffee (schwarz und stark)

Die Athener Kardiologin Christina Chryssohoou vermutet, dass auch regelmäßiger Sex bis ins hohe Alter zur Langlebigkeit der Ikarier beitrage, jedenfalls deutet darauf eine mehrjährige Studie mit mehr als 23 000 griechischen Probanden hin, unter denen sich auch Ikarier befanden, die ihr Sexleben als recht aktiv beschrieben hatten.

Die berühmte mediterrane Ernährung stellen sich wohl viele so ähnlich vor, wie es Andreas Michalsen, Chefarzt für Naturheilkunde am Immanuel Krankenhaus Berlin und Autor des Bestsellers *Mit Ernährung heilen*, in jungen Jahren getan hat. Michalsen, damals auf Reisen in Nordspanien, bestellte in einer kleinen Pension das einzige Menü auf der Karte, nach Art des Hauses. »Ich war begeistert und stellte mir vor, dass es nun leckeren Tintenfisch, Manchego-Käse und Paella geben würde«, schreibt er in seinem Buch. Serviert wurden allerdings vier Gänge: »eine Gemüsesuppe, Salat, zwei gefüllte Teller mit Gemüse – Aubergine, Zucchini, Artischocke, weiße Bohnen, grüner Spargel, gebratene Paprika und Spinat mit reichlich Zwiebeln und Knoblauch – sowie einen süßen Nachtisch aus Pistazien, Honig und Mandeln. Zum Hauptgang wurden frisch gebackenes Brot und Oliven gereicht.« Damals war er ziemlich enttäuscht über dieses vermeintlich karge Mahl, doch heute weiß er, dass er ein traditionell mediterranes und gesundes Essen bekommen hatte.

Genauso wenig wie Paella gehört übrigens der fantastische Serrano-Schinken zur mediterranen Ernährung. Was nicht heißt, dass man ihn aus dem eigenen Leben verbannen muss, aber dazu später mehr.

Ein Blick auf den Speiseplan aus der sardischen *Blue Zone* bestätigt den Eindruck von einfachen, aber hochwertigen Lebensmitteln:

- Ziegen und Schafsmilch
- Fladenbrot
- Gerste
- Sauerteigbrot
- Ackerbohnen
- Kichererbsen
- Tomaten
- Mandeln
- Mariendistel (die Sarden trinken einen Tee daraus zur Leberreinigung)
- Sardischer Rotwein

Der gesundheitliche Nutzen einer klassischen mediterranen Ernährung – sie senkt beispielsweise das Risiko für Herz-Kreislauf-Erkrankungen- wurde in zahlreichen Studien bewiesen, auch wenn die gefeierte Mittelmeerdiät 2018 einen kleinen Dämpfer bekam: Spanische Forscher mussten eine großangelegte Studie aus dem Jahr 2013 über den enormen Gesundheitsnutzen der Mittelmeerdiät zurückziehen. Es hatten sich erhebliche Fehler bei der Datenerhebung eingeschlichen. Doch die positive Wirkung dieser Ernährung auf unsere Gesundheit ist inzwischen vielfach bewiesen, daran ändert auch die fehlerhafte Studie der Spanier nichts.

Was die Ernährung betrifft, ist eine Tatsache ebenfalls unumstößlich: Industrienahrung ist Gift. Wer jetzt hofft, dass auch für diesen Befund einmal gelten wird, was mittlerweile für die ehemals verteufelten Kohlenhydrate und bestimmte Fette gilt, wer also insgeheim an eine Rehabilitierung des Junk-Foods glaubt, der muss enttäuscht werden. Die wird nicht kommen.

OKINAWA:
ACHTSAMKEIT UND MÄSSIGUNG

Eine mediterrane Ernährung kann durchaus zu einem gesünderen, längeren Leben führen. Das beweisen die Bewohner von Ikaria und Sardinien.

Was die Superalten betrifft, belegt allerdings Okinawa, genauer gesagt das Inseldorf Ogimi mit seinen gut 3000 Einwohnern, den Spitzenplatz. Ende März 2019 waren laut Gemeindeverwaltung 437 der 3084 Bewohner älter als 80 Jahre, und 17 hatten sogar die 100 Jahre erreicht oder überschritten. Seit mehr als 40 Jahren schon interessieren sich Wissenschaftler für die Ernährungs- und Lebensgewohnheiten dieser Menschen.

Dass die Okinawaer derart lang leben, ist indes kein neues Phänomen, im Gegenteil. Bereits vor Jahrhunderten nannten die Chinesen Okinawa neidvoll das »Land der Unsterblichen«. Forscher fanden heraus, dass die besondere Langlebigkeit in den *Blue Zones* auf vier Säulen fußt: Ernährung, Bewegung, Stressabbau und Gemeinschaft.

Die Ernährung sollte maximal pflanzenbasiert sein, möglichst komplett auf industriell verarbeitete Lebensmittel verzichten, Fisch und Fleisch dürfen nur in Maßen konsumiert werden (was besonders für Fleisch gilt). Ein hoher Ballaststoffanteil hilft, schnell satt zu werden. Alkohol ist hin und wieder erlaubt. Auf Zucker hingegen sollte komplett verzichtet werden, Softdrinks sind also tabu. Die wichtigsten Eiweißlieferanten auf Okinawa sind Tofu und Fisch. Die japanische Küche verwendet außerdem reichlich Algen, die einen hohen Gehalt an ungesättigten Omega-3-Fettsäuren enthalten. Diese lebensnotwendigen Fettsäuren kann unser Körper nicht selbst herstellen, weshalb wir sie zuführen müssen. Sie wirken entzündungshemmend, sind an etlichen Stoffwechselprozessen in unserem Körper beteiligt und helfen unter anderem bei Gelenkschmerzen und Arthrose, Blutgerinnungsstörungen und hohem Blutdruck sowie trockenen Augen. Die wichtigsten Omega-3-Fettsäuren sind EPA (Eicosapentaensäure), DHA (Docosahexaensäure)und ALA (alpha-Linolsäure).

Großer Beliebtheit erfreuen sich auf Okinawa außerdem Seetang und Süßkartoffeln, Nüsse, fermentierte Sojabohnen und Sojasprossen, Knoblauch, brauner Reis, grüner Tee und Shiitake-Pilze, und nicht zu vergessen die berühmte und für unseren Geschmack gewöhnungsbedürftige Bittergurke Goya, die eine genoppte Schale hat und zur Familie der Kürbisgewächse gehört.

Der inflationär gebrauchte Begriff *Superfood* trifft bei ihr tatsächlich zu: Sie enthält unter anderem Eisen, Kalzium, Carotin und Vitamin C. Verschiedene klinische Studien zeigen, dass sie bei Diabetikern zu einer Reduktion des Blutzuckerspiegels führt, weshalb weniger künstliches Insulin gespritzt werden muss. Ohnehin gilt auf Okinawa die »Kusui-mum«-Philosophie, sprich: Essen kann auch Medizin sein. Wohlschmeckende Medizin, selbstverständlich!

Ohne regelmäßige Bewegung allerdings lässt sich selbst bei gesündester Ernährung (und ein bisschen Glück) die 100-Jahre-Marke nicht knacken. Die Okinawa-Japaner arbeiten vorzugsweise in ihren Gemüsegärten oder im Haushalt und legen viele Strecken zu Fuß zurück. Ihr Streben nach Lebenssinn (»Ikigai«) gibt ihnen jene mentale Stärke, die im hohen Alter besonders wichtig ist. Wenn man weiß, wofür man morgens aufsteht, tut man das gerne, wozu passt, dass es keinen Begriff für Ruhestand gibt, weil Ruhestand eben schnell in den Stillstand führt.

Die Okinawa-Japaner, auch das ist interessant, ernähren sich sehr kohlenhydratreich und fettärmer als die Sarden. Bas Kast rät in seinem Bestseller *Der Ernährungskompass* jedem, der Kohlenhydrate als Übel verdammt, einen Blick auf diese traditionelle Ernährungsweise zu werfen.

»Hier haben wir ein Volk, das zu den gesündesten der Welt gehört – und was essen diese Menschen? Größtenteils Kohlenhydrate! Einst machten die Kohlenhydrate nicht weniger als 85 Prozent der Kalorien ihrer Diät aus. Das hat sich über die Jahrzehnte gewandelt, der Anteil liegt aber heute immer noch bei knapp 60 Prozent.«

Die Okinawa-Japaner leiden sehr viel seltener als wir unter Herz-Kreislauf-Erkrankungen, Zuckerkrankheiten, Krebs und Demenz. Ihre Ernährungsweise deshalb als Heilsbringer zu feiern, die man nur befolgen muss, um von fiesen Altersgebrechen und Krankheiten möglichst lange verschont zu bleiben, wäre freilich naiv. Die Kultur und Lebensweise (und ein bisschen auch die Gene) der Okinawa-Japaner haben ebenso viel mit ihrer Langlebigkeit zu tun wie die Ernährung.

So kann man sich zu Recht fragen, inwiefern die Okinawa-Japaner als konkretes Vorbild für uns taugen könnten. Und da gibt es neben dem Ikigai, dem Finden des Lebenssinns, noch eine zweite wichtige Erkenntnis. Die Japaner befolgen nämlich die kluge Achtsamkeitsregel »Hara Hachi Bu«, was so viel heißt wie: »Höre auf zu essen, wenn dein Magen zu achtzig Prozent gefüllt ist.« Das klingt leichter, als es in Wahrheit ist, aber dazu kommen wir später.

JENSEITS DER BLUE ZONES: LANGES LEBEN DURCH BEWEGUNG UND WERTSCHÄTZUNG

Die bolivianischen Tsimané, Jäger, Fischer und Sammler, die sich am Ufer des Amazonas niedergelassen haben, leben zwar nicht in einer *Blue Zone*, auffallend gesund sind sie trotzdem: »Bei den Tsinamé kommen Arterienverkalkungen so gut wie nie vor«, schreibt Bas Kast. Herz-Kreislauf- und Gefäßerkrankungen sind eine absolute Seltenheit. Das sei ebenso erstaunlich wie ermutigend und könnte heißen, dass der entscheidende Faktor für die häufigste Todesursache in Deutschland weitgehend selbst verursacht und damit vermeidbar sei. »Anders gesagt, Arteriosklerose ist sehr wahrscheinlich keine zwangsläufige Folge des Alterns, obwohl wir uns das üblicherweise so erklären.« Die Tsimané ernähren sich sehr kohlenhydratreich, genau gesagt beträgt der Kohlenhydrat-Anteil ihrer Ernährung 72 Prozent. 14 Prozent entfallen auf Fett und 14 Prozent auf Eiweiß. Alles vorwiegend pflanzlich: Auf dem Speiseplan stehen Reis, Mais, Kochbanane, Maniok und Früchte. Schädliche Transfette, wie in frittierten Lebensmitteln oder Margarine? Gibt es im Dschungel nicht. Allerdings verbringen die Tsimané einen großen Teil des Tages auf Nahrungssuche. Eine Jagd, teils noch mit Pfeil und Bogen, dauert gut und gerne acht Stunden oder sogar länger, wobei die Tsimané bis zu achtzehn Kilometer Regenwald durchkämmen. Die tägliche Bewegung ist also ein fester Bestandteil ihres Lebens. Wer seine täglich zurückgelegten Schritte per Tracker aufzeichnet, wird feststellen, wie lächerlich wenig wir im Gegensatz dazu im Alltag laufen. Gregory S. Thomas, Co-Autor einer großen Studie über die Gesundheit der Tsimané, ist der Ansicht, dass »Arteriosklerose vermieden werden könnte, wenn Menschen Teile des Tsimané-Lebensstils übernähmen und beispielsweise ihre Cholesterinwerte, ihren Blutdruck und ihren Blutzucker sehr niedrig hielten.« Man muss ja nicht gleich die achtzehn Kilometer der Tsimané ins Visier nehmen, 5000 Schritte pro Tag würden schon viel bewirken.

Auch von den Franzosen können wir lernen, obwohl in Frankreich keine *Blue Zone* liegt. Ein beliebter Begriff, der die Franzosen zu einem seligen Volk genießender Feinschmecker und

Rotweintrinker stilisiert, ohne, dass sie dabei groß Schaden nehmen würden, lautet *The French Paradox*. Er stammt aus den Achtzigerjahren und geht auf eine Studie zurück, die feststellte, dass Franzosen trotz ihres Alkohol- und Fettkonsums (Rotwein, Gänsestopfleber ...) länger lebten als zum Beispiel Amerikaner und deutlich seltener Herzinfarkte bekommen. 1992 schrieb der Amerikaner Lewis Perdue das Buch *French Paradox and Beyond: Live Longer with Wine and the Mediterranean Lifestyle*. Die Annahme einer therapeutischen Wirkung von Rotwein hielt sich ziemlich lange, und auch heute noch hört man hin und wieder den Satz: »Rotwein ist doch gesund!« Außer Acht gelassen wurde damals, dass nicht der Rotweinkonsum der Franzosen für ihre – verglichen mit der von Amerikanern oder Deutschen – bessere Gesundheit verantwortlich war, sondern eine gesündere, obst- und vor allem gemüsereiche Ernährung. Seit auch in Frankreich das Fast Food Einzug in die kulinarischen Gewohnheiten gehalten hat, sieht die Sache allerdings anders aus. Und trotzdem: Die Franzosen sind uns hinsichtlich ihrer Ernährung voraus, auch, weil ihnen kulinarischer Genuss für gewöhnlich wichtiger ist als uns. Sie investieren in ihre Ernährung mehr Geld und nehmen sich fürs Essen viel Zeit.

ACHTSAME ERNÄHRUNG –
DIE GRUNDPRINZIPIEN

Der amerikanische Ernährungsguru und Bestsellerautor Michael Pollan veröffentlichte 2011 ein schmales Buch, in dem er ein paar simple Ernährungsregeln aufstellt. Sie fassen die Erkenntnisse gut zusammen, die man aus der Beobachtung von *Blue Zones* gewinnt. Dies sind die wichtigsten für eine achtsame Ernährung:

· Essen Sie sogenannte Lebens-Mittel – unverarbeitete, frische Nahrung. Nicht zu viel. Und vorwiegend Pflanzen.
· Meiden Sie Nahrungsmittel, die mehr als fünf Zutaten haben
· Essen Sie nichts, was Ihre Großmutter nicht als Essen erkannt hätte
· Meiden Sie Nahrungsmittel, die behaupten, gesund zu sein
· Essen Sie nur Lebensmittel, die verderben können
· Essen Sie keine Lebensmittel, die an Orten hergestellt wurden, an denen jeder eine Chirurgenhaube tragen muss
· Meiden Sie Produkte, die Zutaten enthalten, die sich kein normaler Mensch in die Speisekammer stellen würde
· Was durch das Fenster Ihres Autos zu Ihnen gelangt, ist kein Lebensmittel
· Essen Sie kein Müsli, das die Farbe der Milch verändert
· Wenn Sie nicht hungrig genug sind, um einen Apfel zu essen, haben Sie keinen Hunger
· Verbringen Sie genauso viel Zeit mit dem Genießen einer Mahlzeit wie mit ihrer Zubereitung

HUNGER

Ohne Wasser können wir nur drei bis maximal vier Tage überleben, weil wir keinen Speicherplatz dafür besitzen – anders als die uns in dieser Hinsicht überlegenen Kamele. Deren Körper ist im Grunde ein einziger Wassertank, ausgenommen die Höcker, in denen das Fett sitzt.

Was unsere Fettvorräte beziehungsweise Speicherkapazitäten betrifft, sind wir anderen Lebewesen dafür haushoch überlegen beziehungsweise unterlegen, je nach Perspektive. Unsere Kalorien- und Fettspeicher bewirtschaften wir nämlich so akribisch, als müssten wir uns für drohende Hungerzeiten wappnen. Ein schlauer Trick der Natur, der uns einst einen Überlebensvorteil brachte, inzwischen aber in einen Überlebensnachteil gekippt ist – siehe die Übergewichts- und Adipositaskrise in den westlichen Überflussgesellschaften. Eine Schlüsselrolle spielt unser Hunger. Besser gesagt: die Gefühle, die wir als Hunger interpretieren oder missverstehen, weil wir uns immer mehr von unserem Körper entfremdet und viel von der Fähigkeit des In-uns-Hineinhörens verlernt haben.

Das *Lexikon der Neurowissenschaft* definiert Hunger als eine durch Nahrungsmangel hervorgerufene, angeborene Allgemeinempfindung, die beim Menschen subjektiv auf die Magengegend projiziert wird und einem vernetzten System neuronaler, hormoneller und metabolischer Ereignisse entspringt.

Die Steuerzentrale sitzt im Hypothalamus. Besonders intensiv interagiert unser Gehirn mit dem Magen-Darm-Trakt. Unser Hungergefühl ist, kurz gesagt, sehr komplex. Etliche Systeme des Körpers sind an seiner Entstehung beteiligt, und die Wissenschaft hat längst noch nicht alles über dieses spannende Zusammenspiel herausgefunden.

Wohl kaum jemand dürfte die Erregung des Ernährungsapparats so anschaulich in Worte gefasst haben wie der französische Gastrosoph Brillat-Savarin in seiner 1826 erschienenen *Physiologie des Geschmacks*: »Der Magen macht sich bereit, seine Säfte geraten in Aufruhr, die inneren Gase verändern geräuschvoll ihre Lage, das Wasser läuft im Munde zusammen und die gesamte Streitmacht der Verdauung steht unter den Waffen, wie Soldaten, die nur noch auf den Befehl des Losschlagens warten. Noch ein paar Augenblicke weiter, und schon treten krampfartige Zuckungen auf, man gähnt, man leidet, man hat einfach Hunger.«

Genau genommen kommt der Magenhunger, also der Hunger, der den Magen richtig knurren lässt, der einen hochgradig nervös (und manche ziemlich aggressiv) macht und der einen zittern lässt, in einer Wohlstandsgesellschaft relativ selten vor. Schließlich ist unsere Umgebung, unser sogenannter *Food Radius*, meistens derart gut ausgestattet, dass niemand darben muss. Wobei natürlich gilt, dass man sich einen kulinarisch komfortablen Lebensstil auch leisten können muss. Supermärkte, Restaurants, Imbissbuden, Lieferservice – ob Japanisch, Griechisch, Koreanisch, oder welche kulinarischen Vorlieben man auch hegt: Die modernen Versorgungsmöglichkeiten sind, wenn man nicht in einem abgeschiedenen Dorf mit miserablen Busverbindungen lebt, ein Bedürfnisbefriedigungsgarant.

Der Begriff »Food Radius« stammt von dem Psychologen Brian Wansink, der herausfand, dass wir achtzig Prozent unserer Essensentscheidungen in unserem unmittelbaren Wohnumfeld sowie einem kleinen Radius von etwa zehn Kilometern treffen. Das hat mit unserer Bequemlichkeit zu tun und damit, dass auch die Essensbeschaffung unter das Effizienzprinzip *optimal foraging* fällt – der optimalen Nahrungssuche. Wir bevorzugen Nahrungsquellen, die mit geringem Energieaufwand eine maximale Energieausbeute garantieren. Ein Drive-In, ein Hot-Dog-Stand oder der erwähnte Lieferservice sind solche Nahrungsquellen. Je leichter die Nahrungsbeschaffung ist, desto mehr essen wir. Bei größerer Kraftanstrengung verzichten wir lieber. Ein Versuch mit weißen Ratten hat gezeigt: Wenn sie zehnmal einen Hebel drücken müssen, um an Futter zu kommen, tun sie das oft. Müssen sie ihn hundertmal betätigen, tun sie das schon deutlich seltener. Wer es sich in seinem Hotelzimmer gemütlich gemacht hat und große Lust auf Schokolade verspürt, bedient sich an der Mini-Bar. Gibt es keine und man müsste sich erst anziehen und zum Snackautomaten in die Lobby gehen (oder gar das Hotel verlassen), verzichtet man.

Auch der Homo antecessor übrigens, der vor knapp einer Million Jahren in Spanien lebte, verfuhr nach dem *optimal foraging*-Prinzip: Er schreckte nicht davor zurück, Artgenossen zu verspeisen. Dieser Kannibalismus vor knapp einer Million Jahren ging gemäß maximaler Ausbeute mit möglichst geringem Aufwand so weit, dass nicht nur die Körper ausgeweidet, gehäutet und entbeint wurden, sondern selbst die Langknochen waren Teil der Verwertungskette, indem sie aufgebrochen wurden, um an das Knochenmark zu kommen. Das wäre in der wildreichen Umgebung der Gran-Dolina-Höhle, wo die Knochen des Homo antecessor erstmals gefunden wurden, allerdings gar nicht nötig gewesen. So geht der Wissenschaftler Jesus Rodriguez vom spanischen Nationalen Forschungszentrum für Menschheitsgeschichte davon aus, dass der Kannibalismus an den eigenen Artgenossen eine Bequemlichkeitsentscheidung war.

Wenn es um die sofortige Befriedigung von Bedürfnissen geht, vergessen wir, dass unser Körper erstaunliche Fähigkeiten besitzt. Dazu gehört die des mehrmonatigen Hungerns. Zwei bis drei Monate kann ein gesunder Mensch mit ausreichend Wasser zur Verfügung im Extremfall auf feste Nahrung verzichten. »Wir alle sind ausgesuchte Hungerkünstler«, sagt Joachim Gardemann, Professor für Humanbiologie und humanitäre Hilfe an der Fachhochschule Münster. »Hunger ist keine Krankheit, sondern eine Kompetenz des menschlichen Körpers«. Eine Kompetenz, die wir in Zeiten der ständigen Nahrungsverfügbarkeit viel zu häufig brachliegen lassen.

Je rascher der Blutzuckerspiegel fällt, desto stärker steigt unser Verlangen nach einem Nachschub an Energie. Die Unterzuckerung des Gehirns aktiviert die Nebenniere, die das Stresshormon Adrenalin ausschüttet und uns in Alarmbereitschaft versetzt. Unser Gehirn macht zwar nur zwei Prozent unserer Körpermasse aus, ist jedoch unglaublich gierig nach Glukose, und zwar so gierig, dass es etwa die Hälfte des Glukoseverbrauchs unseres Körpers beansprucht. Bekommt das Gehirn keine Glukosezufuhr, passiert Folgendes: Es stoppt die Insulinausschüttung. Glukose kann nur mithilfe von Insulin in unsere Muskeln gelangen, wohin es jetzt nicht mehr kann, weil das Gehirn sämtlichen Traubenzucker für sich beansprucht. »Das Gehirn steuert den Stoffwechsel so, dass es selbst überlebt«, sagt Gardemann. »Jedes Organ schrumpft während starken Hungerns auf etwa die Hälfte seines ursprünglichen Gewichts, bis der Tod eintritt. Nicht so das Gehirn. Es nimmt maximal zwei bis vier Prozent ab.« Man verhungert quasi bei vollem Bewusstsein. Je nach körperlichem Gesundheitszustand – also dem Ausgangsgewicht beziehungsweise der Fett- und Muskelmassereserven – verhungert der eine schneller, der andere langsamer. Hungern wir über einen längeren Zeitraum, werden unsere Körperzellen nicht mit genügend Glukose gefüttert, weshalb der Körper Fett anstatt Glukose verbrennt. Er baut dabei Fettsäuren zu Ketonkörpern um, zu Abbauprodukten des Fettstoffwechsels. Mit den entstehenden Ketonkörpern decken die Zellen ihren Energiebedarf. Einer der Ketonkörper ist das Aceton – ein Stoff, der in vielen Nagellacken enthalten ist und nach dem unser Atem bei der Stoffwechselumstellung riecht.

Gehen wir aber einmal vom »normalen« Hunger aus, der sich nicht erst kurz vor dem Verhungern einstellt und der sich zum »Hangry-sein« steigern kann. *Hangry* setzt sich aus den Worten *hunger* und *angry* zusammen und bedeutet, dass man zu betroffenen hungrigen Menschen besser Abstand hält, weil sie sich mit leerem Magen weniger gut im Griff haben als mit gefülltem und schnell aus der Haut fahren. Jeder, der schon einmal mit einem an jeder Autobahn-Raststätte vorbeiheizenden Partner, der einen ständig auf den nächsten Imbiss vertröstet, in den Urlaub gefahren ist, weiß, dass einen Hunger nicht nur reizbar, sondern wütend machen kann. Wie heißt es in einem Song von Bob Marley so treffend: »A hungry mob is an angry mob«.

Allerdings hängt das Ausmaß der Wut auch davon ab, in welcher Situation sich der Hungernde gerade befindet. »Hunger macht einen nicht automatisch in jedem Kontext wütend«, sagt Jennifer MacCormack von der Universität in North Carolina. »Wenn allerdings um einen herum negative Dinge passieren, verstärkt der Hunger negative Emotionen«. Eine ungünstige Kombination: Hunger, Stau und Streit mit dem Partner. Cormack rät, sich erst einmal darüber bewusst zu werden, wie anfällig man selbst dafür ist, *hangry* zu werden. Falls man eine solche Disposition feststellt, hat die Wissenschaftlerin ein paar Tipps auf Lager, die fast schon banal klingen, aber sehr wirksam sind. Also: beruhigende Musik hören, Atem- und Entspannungsübungen machen, und vor allem seine Achtsamkeit trainieren. Wie genau ein solches Achtsamkeitstraining, das der Schlüssel für ein besseres Körpergefühl und eine gesündere Ernährung ist, funktioniert, wird im Kapitel »Achtsamkeit« noch intensiv Thema sein ...

DIE BESTEN NAHRUNGSMITTEL
BEI HUNGER

Was tun wir bei Hunger? Wir greifen vorzugsweise zu kohlen-
hydratreichen Lebensmitten, die unseren Blutzucker schnell
steigen lassen, wobei ein Weißmehlbrötchen mit einer dicken
Butter- und Nutellaschicht zwar kurzfristig unsere Lebens-
geister weckt (und sehr gut schmeckt), aber weder Nährstoffe
enthält noch lange sättigt. Kalorienbomben wie diese gelten
deshalb als »leere Kalorienlieferanten«. Besser sind Vollkornprodukte, bei denen man im Grunde nie etwas falsch machen
kann und über die Bas Kast in seinem *Ernährungskompass*
schreibt: »Wissenschaftler des Imperial College London sowie
der Harvard Universität haben jüngst die Daten von 45 Studien zum Thema ausgewertet und kamen dabei zu folgendem
Ergebnis: Wer täglich 90 Gramm Vollkorn isst (beispielsweise
in Form von zwei Scheiben Vollkornbrot sowie einer Schale
Haferflocken), senkt sein Risiko für so gut wie alle Altersslei-
den, von Diabetes bis Krebs. Die Chance auf eine Herz-Kreis-
lauf-Erkrankung ist um mehr als 20 Prozent niedriger, zugleich ist das Gesamtsterblichkeitsrisiko geringer. Anders
gesagt: Wer regelmäßig in bescheidenem Maße Vollkornprodukte isst, darf mit weniger Krankheiten und einem längeren
Leben rechnen.« Natürlich gilt auch hier, was bei sämtlichen
Ernährungstipps gilt: Gesundes Essen sollte mit regelmäßiger
Bewegung verbunden werden, und auf zu viel Alkohol sowie
auf Zigaretten sollte man verzichten. Aber das versteht sich ja
von selbst.

Wie verändert sich der hungernde Mensch, psychisch und physisch? Das wollte der amerikanische Wissenschaftler Ancel Keys, der Direktor des Instituts für Körperhygiene an der Universität von Minnesota, 1945 herausfinden. Er führte dazu ein ethisch heute undenkbares Experiment durch: Das *Minnesota Starvation Experiment*. Washingtons Regierung fragte sich mit Blick auf die Millionen von Menschen, die in Europa während der letzten Kriegsjahre schreckliche Hungersnöte erlebt hatten und immer noch erlebten, wie diese Menschen gerettet werden könnten – und in welchen seelischen Zustand sie die Hungerqualen überhaupt versetzt hatten. Der etwas sperrige Werbeslogan »Willst du hungern, damit sie besser ernährt werden?« sollte möglichst viele freiwillige Kriegsverweigerer zu Keys treiben, der aus etwa vierhundert Bewerbern 36 besonders enthusiastische, topfitte Freiwillige in ihren Zwanzigern auswählte. Ihre Kalorienzufuhr wurde während des Experiments drastisch gesenkt: von 3400 Kalorien pro Tag im vorausgegangenen Kontrollzeitraum auf 1500 Kalorien. Trotzdem mussten die Probanden täglich lange Fußmärsche absolvieren. Die zwei eintönigen Mahlzeiten, die stets aus Kohl, Rüben, Kartoffeln und Brot bestanden, aßen die Männer morgens und abends. Es dauerte nicht lange, bis sich der ständige Hunger dramatisch bemerkbar machte: Die Lust auf Sex verschwand, apathische Verhaltensweisen hielten Einzug, die Versuchsteilnehmer stumpften emotional ab, Ungeduld machte sich breit, die Körperhygiene wurde ihnen zunehmend egal, die Stimmung sank bis hin zur Depression, an Konzentration auf eine bestimmte Sache war überhaupt nicht mehr zu denken. Hautkrankheiten waren die Regel, ein niedriger Puls ebenso, und die Männer froren ständig, selbst bei schönstem Wetter. Den Freiwilligen war oft schwindlig, und die Haare fielen ihnen aus. Ein Viertel ihres Körpergewichts nahmen die Hungernden im Schnitt ab.

Einer der Probanden notierte in sein Tagebuch: »Es scheint, als hätten sich meine Knochen, meine Muskeln, mein Magen und mein Verstand in ihrer Sehnsucht nach Essen vereint.« Ein anderer: »Ich spüre den Drang, mich immer weiter von den anderen zu isolieren, die zum Teil absurde Verhaltensweisen an den Tag legen. Alle scheinen ihre Sozialkompetenz zu verlieren.« Manche plagten sogar Kannibalismus-Phantasien.

Einer der jungen Männer trennte sich in seiner schieren Verzweiflung mit einem Beil drei Finger ab – nur, um in ein Krankenhaus zu kommen, wo es ordentliches Essen für ihn gab. »Mein Gott. Ich quäle sie«, soll Keys den schrecklichen Vorfall kommentiert haben.

Erstaunlich schwer gestaltete sich auch die dreimonatige Rehabilitierungsphase, in der die Probanden körperlich wieder aufgepäppelt wurden. Die durch die lange Hungerphase entstandenen Beschwerden verschwanden nur langsam, von Euphorie über die wiedergewonnene Ernährungshoheit konnte keine Rede sein. »Sich von Unterernährung zu erholen, ist nicht so leicht, wie es scheint«, so Keys in der *New York Times*. »Vitaminpillen und Proteine reichen nicht aus, man braucht einfach viele Kalorien.« Sprich, neben den Proteinen zur Energiezufuhr sind auch Kohlenhydrate und Fette notwendig.

Proteine (auch Eiweiße genannt), Kohlenhydrate, Fette: Das sind die drei Hauptnährstoffe (Makronährstoffe), die unser Körper benötigt. Proteine bestehen aus unterschiedlichen Aminosäuren und sind das Material, das Zellen aufbaut und erneuert, unsere Immunabwehr stärkt, für Muskeln sorgt und diese erhält. Anders formuliert: Proteine spielen bei vielen wichtigen Prozessen in unserem Körper eine große Rolle. Praktischerweise stellt unser Körper manche Proteine selber her, andere – essentielle Proteine genannt – müssen wir mit der Nahrung aufnehmen.

Allerdings, und das ist für Fleischfreunde und alle, die morgens auf Rührei mit Speck schwören, eine schlechte Nachricht: Proteine sind nicht gleich Proteine. Es kommt darauf an, aus welcher Quelle wir sie beziehen, sprich, ob sie tierischer oder pflanzlicher Herkunft sind. Pflanzliche Proteine sind den tierischen haushoch überlegen und fördern sogar unsere Gesundheit, während zu viele tierische Proteine ihr nachweislich schaden. »Eine sehr proteinreiche (tierische) und noch dazu hochkalorische Nahrung ist ein guter Nährboden für Krebswachstum. Aber auch Gefäßverkalkungen und Entzündungen wie Arteriosklerose werden durch zu viel tierisches Protein angefeuert«, schreibt der Mediziner Andreas Michalsen. Entzündungen auf Zellebene seien wahrscheinlich eine der Hauptursachen für vorzeitiges Altern.

Hervorragende Eiweißlieferanten sind Hülsenfrüchte, also Bohnen, Linsen und Kichererbsen, sowie Bulgur, Quinoa, Haferflocken, Amaranth, Nüsse und Gemüsesorten wie Brokkoli. Beim Brokkoli gibt es übrigens eine wichtige Regel, die kaum bekannt ist. Michalsen sagt: »Brokkoli ist antidiabetisch, stärkt das Immunsystem und scheint krebspräventiv zu sein. Das gilt aber nur, wenn er zerschnitten und zerkaut wird. Dann nämlich spaltet das Enzym Myrosinase die im Kohl enthaltenen Glucosinolate und setzt den so gesunden Wirkstoff Sulforapham frei. Jedoch ist die Myrosinase sehr empfindlich, was dazu führt, dass Brokkoli bei längerer Kochzeit kein Sulforapham bildet. Ein guter Trick: Zerkleinern Sie den Kohl und warten Sie eine Viertelstunde, bevor Sie ihn kochen. So entsteht das Sulforapham früh genug und bleibt beim Kochen erhalten.«

Und was ist mit Fisch, von dem uns seit Kindesbeinen an gepredigt wird, er sei so gesund und müsse eine Speiseplankonstante sein? Tatsächlich ist Fisch deutlich gesünder als Fleisch, allerdings weniger gesund als pflanzliches Eiweiß. Wirft man jedoch einen Blick auf den Zustand der Weltmeere, vergeht einem der Appetit womöglich: Plastikmüll, Verschmutzungen, Überfischung. Ein zartrosa Lachs, der auf dem Teller verheißungsvoll wirkt, hat in der Regel kein sonderlich gesundes Leben hinter sich, mehr noch: »Die Belastung mit giftigen Substanzen ist hoch«, schreibt Michalsen. Man nennt diese potenzierte Ansammlung von Stoffen wie Dioxin, PCB (giftige und krebserregende Chlorverbindungen), DDT (Insektizid) und anderen Pestiziden sowie Schwermetallen Biomagnifikation. Es ließen sich, so Michalsen, inzwischen erhöhte Konzentrationen von Schwermetallen wie Quecksilber, Cadmium und Blei bei Menschen nachweisen, die häufig Fisch essen. Besonders betroffen sind übrigens die Kaltwasserfische Lachs und Makrele. Auch der Pangasius-Fisch aus Vietnam, ein beliebtes Kantinen-Gericht, sollte eher zurückhaltend genossen werden.

Wer partout auf sein saftiges Steak besteht, dem sei empfohlen, die Verzehrfrequenz von Fleisch zumindest drastisch herunterzufahren. Schinken, Wurst, Salami, also alles, was oft auf den deutschen Abendbrottisch kommt, sollte man am besten komplett streichen. Wer nach einem Gewährsmann für seinen (gelegentlichen) Fleischkonsum sucht, der halte sich an den renommierten Biochemiker, Altersforscher und Autor vieler bahnbrechender Studien zum Fasten: Frank Madeo von der Universität Graz. Sein Rat: »Man sollte den Fleischkonsum minimieren, aber nicht eliminieren. Ich meine hier allerdings gutes, unverarbeitetes Fleisch, nicht Wurst und auch nicht Fleisch aus der Massentierhaltung.« Madeo hält einmal pro Woche Fleisch für eine gute Faustregel.

DIE SIEBEN ARTEN
VON HUNGER

Jan Chozen Bays, Ärztin, Zen-Lehrerin und Autorin, fragt sich in ihrem Bestseller *Achtsam Essen*: »Wie klingt Hunger? Wie schmeckt Hunger? Wo wohnt Hunger im Körper? Was führt dazu, dass Hunger entsteht?« Der Anschein, hier handelt es sich um relativ rasch zu beantwortende Fragen, trügt, weshalb Bays sieben Arten von Hunger unterscheidet: Augenhunger, Nasenhunger, Mundhunger, Gedankenhunger, Herzhunger, zellulären Hunger und Magenhunger. Diese verschiedenen Arten von Hunger zu verstehen ist entscheidend für eine Ernährung im Einklang mit den Bedürfnissen unseres Körpers.

MAGENHUNGER Magenhunger haben wir bereits kennengelernt – es ist dieser Hunger, der uns ungehalten und aggressiv machen kann. Ein untrügliches Zeichen für Magenhunger ist der knurrende Magen, ein unangenehmes Gefühl, das uns signalisiert, möglichst schnell unsere Energiereserven aufzustocken. Woher genau aber kommt das Knurren?

Unser Magen-Darm-Trakt ist gewissermaßen im Dauereinsatz. Speiseröhre, Magen und Darm ziehen sich permanent zusammen und dehnen sich in wellenähnlichen Bewegungen wieder aus, was Wissenschaftler auch »Housekeeping« nennen, sprich: Es wird ordentlich aufgeräumt. Bekommt der Magen mehrere Stunden lang keine Nahrung, entwickelt er sich zu einer Art Klangkörper. Die Luft in seinem Hohlraum gerät dann ins Schwingen, weil der Magen ansonsten ja leer ist. Das Ergebnis: Er knurrt. Dass der Magen ganz leer ist, stimmt natürlich nicht, denn unabhängig von unserer Nahrungsaufnahme produziert der Magen mindestens einen Liter Magensaft täglich in Form von Schleim und Magensäure. Dazu kommen bis zu 1,5 Liter Speichel und Schleim aus den Drüsen des Mund- und Rachenraums, die wir tagtäglich zum Teil unwillkürlich runterschlucken, wobei stets auch ein wenig Luft in den Magen gelangt. Ein knurrender Magen hat indes nicht nur etwas mit Hungergefühlen zu tun, er knurrt auch aus Gewohnheit. Wer stets reichhaltig frühstückt, um Kraft für den Tag und seine vielfältigen Herausforderungen zu tanken, der hat seinen Magen auf diese regelmäßige Mahlzeit konditioniert, weshalb dieser, bleibt das Frühstück plötzlich aus, knurrt. Nach dreitägigem Fasten hört das Knurren zuverlässig auf und der Bauch, so Bays, fühle sich flach, ruhig und angenehm an. Der Magenhunger ist kein permanenter Begleiter unseres Lebens und wir müssen seinem Drängen nicht stets gehorchen, im Gegenteil.

Bays empfiehlt ein paar Übungen, um wieder ein besseres Gefühl dafür zu bekommen, was Magenhunger eigentlich ist und wie er sich am besten stillen lässt: »Achten Sie auf Geräusche, innere Empfindungen von Druck oder Bewegung, Wärme oder Kühle, die Hunger signalisieren.« Es lohnt sich außerdem, darüber nachzudenken, wann der Magen eigentlich Hunger signalisiert. Vor dem Frühstück? Mittags, nachmittags, vor dem Abendessen oder zur Schlafenszeit? »Wenn Sie Hunger haben, zögern Sie das Essen eine Weile hinaus. Nehmen Sie körperliche Empfindungen, Gefühle und Gedanken wahr. Fällt es Ihnen schwer oder leicht, Hunger zu spüren und das Essen absichtlich hinauszuzögern?«

ZELLHUNGER Anders verhält es sich mit dem Zellhunger, bei dem jedes Hinauszögern kontraproduktiv, womöglich sogar lebensgefährlich ist. Bei ihm müssen wir schnell reagieren.

Eines der eindrucksvollsten Beispiele für Zellhunger erlebte Jan Chozen Bays bei einem Baby. Sie arbeitete damals als pädiatrische Assistenzärztin in der Notaufnahme der Universitätsklinik San Diego. In einer heißen Sommernacht kam ein Paar mit seinem einjährigen Kind in die Notaufnahme. Stundenlang waren die Eltern ohne Klimaanlage bei 38 Grad durch die Wüste gefahren, und am Abend bemerkten sie, dass mit ihrem kleinen Jungen etwas nicht stimmte. Er war schwach und schlapp, ohne die geringste Kraft, er schaffte nicht einmal mehr, sich aufzusetzen. Sofort schrillten bei Bays sämtliche Alarmglocken. Sie befürchtete das Schlimmste: Meningitis, Polio, Botulismus? Aber als sie den Kleinen untersuchte, der sie aufmerksam ansah und lächelte, war sie beruhigt. Die neurologische Untersuchung ergab, dass seinem Gehirn nichts fehlte. Ausgetrocknet war er auch nicht, denn sein Mund und seine Windeln waren nass. Auf die Frage, was ihr Sohn gegessen und getrunken habe, antworteten die Eltern, er habe wegen der Hitze nur sehr viel getrunken: destilliertes Wasser. Plötzlich wurde Bays klar: Das Baby litt vielleicht einfach nur an Salzmangel! Sie rannte in die Cafeteria und kam mit einer Tüte Kartoffelchips zurück, die der Kleine gierig verschlang. Und die Eltern? Staunten über das Wiedererwachen der Lebenskräfte. In der Hitze hatte das Kind stark geschwitzt und Salz und Wasser verloren – das destillierte Wasser aber fütterte nur den Flüssigkeitshaushalt, seine Zellen verlangten nach Natriumchlorid (Salz). Der Junge hatte, ohne es artikulieren zu können, eine Heißhungerattacke, die eigentlich immer ein Zeichen dafür ist, dass der zelluläre Haushalt erheblich aus dem Gleichgewicht geraten ist. Der Körper hat seine eigene Weisheit.

Bays selbst erlebte Zellhunger ebenfalls einmal auf dramatische Weise. Sie musste sich einer Unterleibsoperation unterziehen, war im Vorfeld bereits anämisch und verlor während des Eingriffs noch mehr Blut. Sofort nach dem Aufwachen überkam sie ein unbändiges Verlangen nach Spare Ribs. Bays war seit Jahren Vegetarierin. »Mein Körper sagte laut und klar: ›Ich brauche Eisen, um neue rote Blutkörperchen bilden zu können, vergiss den mickrigen Spinat, ich brauche rotes Fleisch!‹«

Der Zellhunger unterliegt jahreszeitlichen Schwankungen. Sinkt die Temperatur, steigt das Bedürfnis nach Essen, weil eine schützende und wärmende Fettschicht den Winter angenehmer macht und unter Umständen sogar ein Überlebensvorteil ist. Bays, die eine erfahrene Achtsamkeitslehrerin ist, schreibt: »Das nächste Mal, wenn Sie krank sind, fragen Sie den Körper, was er braucht. Sie können im Geiste Ihren Kühlschrank oder Ihre Regale durchgehen und sagen: »Körper, bitte sag mir, was Du brauchst.« Wenn wir gelernt haben, auf ihn zu hören, antwortet er uns auch.

AUGENHUNGER Beim Augenhunger fallen einem sofort einige Sprichwörter ein: »Das Auge isst mit« etwa, »Da waren die Augen größer als der Magen« oder auch: »Bei diesem Anblick vergeht mir der Appetit«. Schön ist auch das Wort »Augenschmaus«.

Essen ist bekanntlich eine multisensorische Angelegenheit, die all unsere Sinne berührt, wir sehen, riechen, hören, fühlen und schmecken es. Die drei Protagonisten sind Nase, Zunge und Gehirn. Dass das Auge mitisst, mag zwar eine Binsenweisheit sein, die allerdings in unserem stressigen Alltag für gewöhnlich unterschätzt wird. Schließlich fällen wir täglich mehr als 200 (!) Essensentscheidungen, was eine ganze Menge ist, weshalb ein Großteil dieser Entscheidungen unser Unterbewusstsein übernimmt. In einer Konditorei, die ihre Kuchenstücke und Törtchen verführerisch präsentiert, werden wir beim Anblick eines Rhabarberrahmkuchens schneller schwach als in einer Billig-Bäckerei-Selbstbedienungs-Kette, in der die vertrocknet anmutenden Mandelstückchen ein trauriges Dasein hinter Plexiglas fristen.

Wie wichtig der Augenhunger in Restaurants ist, versteht sich von selbst. Das weltberühmte Kopenhagener Sternerestaurant NOMA hat die Präsentation seiner Speisen zu einer Art Kunstform erhoben, die derart außergewöhnlich ist, dass man nicht weiß: Soll man nun essen oder schauen? Ob Moos, Flechten oder heiße Steine, der Einfallsreichtum, der die Speisen ins künstlerisch beste Licht rückt, ist groß. Die sinnliche Verführung hat freilich eine lange Tradition. Im 1642 in einem Nürnberger Verlagshaus erschienenen *Trincir-Buch* heißt es: »Schauessen werden solche Gerichte genannt, welche von Menschenhänden gemacht, lieblich anzuschauen und auch können genossen werden. Sie belustigen erstlich die Augen, nachgehends den Mund und werden meistenteils aufgesetzt, wenn man sich mit anderen Speisen gesättigt hat.«

Die Tatsache, dass wir zuerst mit unseren Augen essen, hat in den vergangenen Jahrzehnten eine zusätzliche Bedeutungsebene erhalten. Im Zeitalter von sozialen Medien wie Instagram, jener weltweit ungeheuer populären Bilderplattform, die auch Foodies lieben, präsentieren Millionen von Menschen ihre Speisen. Instagram versammelt unter dem Hashtag #foodporn mehr als 20 Millionen Bilder. Dieser kulinarische Bilderreichtum lässt uns das sprichwörtliche Wasser im Munde zusammenlaufen. Dass sich für die auf Hochglanz polierte Essensfotografie der Begriff Food Porn beziehungsweise Gastro Porn eingebürgert hat, liegt daran, dass die maximal in Szene gesetzten Speisen auf den Betrachter wie ein übernormaler Schlüsselreiz wirken, dessen Wesen, so beschrieb es die Psychiaterin Deirdre Barrett, »ist, dass die übertriebene Nachahmung einen stärkeren Sog als die reale Sache verursachen kann.« 2017 sorgte die Restaurant-Kette »Dirty Bones« für mediales Aufsehen, weil sie in ihrem Restaurant in Soho Foodies Instagram-Kits (Selfiestick, LED-Licht, Kameralinsen) anbot, was das Essen vollends zur Nebensache degradierte.

Zum ersten Mal tauchte der Begriff *Food Porn* 1984 in dem Buch *Female Desire* der Schriftstellerin Rosalind Cowards auf, einer Essaysammlung über Dinge, die Frauen gerne tun beziehungsweise gerne tun sollten. Immer wieder wurde er zudem von Foodies, Bloggern, Köchen und Kritikern verwendet. Die Foto-Sharing-Website Flickr startete im September 2004 eine Kategorie »Food Porn«, und 2005 schließlich adelte das Urban Dictionary-Lexikon den Begriff und definierte ihn folgendermaßen: »Close-up Bilder von saftigen, leckeren Essen in der Werbung.«

In einer Studie untersuchten Forscher des Max-Planck-Instituts für Psychiatrie die physiologische Reaktion ihrer Probanden auf Bilder, die entweder köstliche Lebensmittel oder nicht essbare Gegenstände zeigten. Gemessen wurden die Konzentrationen verschiedener Hormone im Blut wie Ghrelin, das Hunger- und Appetitgefühle stimuliert, das Sättigungshormon Leptin und Insulin. Die Forscher stellten fest, dass die Konzentration von Ghrelin im Blut bei visueller Stimulation mit Bildern von Lebensmitteln zunimmt – die Augen tricksen Körper und Geist aus und setzen sich über den Magen – und Zellhunger hinweg.

»Die Ergebnisse unserer Studie zeigen erstmals, dass die Freisetzung von Ghrelin ins Blut zur Regulierung des Lebensmittelkonsums auch durch externe Faktoren gesteuert wird. Unser Gehirn verarbeitet dabei diese visuellen Reize, und die physikalischen Prozesse, die unsere Appetitwahrnehmung steuern, werden unwillkürlich ausgelöst. Dieser Mechanismus könnte uns dazu veranlassen, nur zwei Stunden nach dem Frühstück ein Stück Kuchen zu essen«, sagt Petra Schüssler, Wissenschaftlerin am Max-Planck-Institut. Sie empfiehlt daher, dass Personen mit Gewichtsproblemen vorzugsweise vermeiden sollten, Bilder von appetitlichen Lebensmitteln zu betrachten, was bei der Omnipräsenz kulinarischer Bilderreize nicht ganz einfach sein dürfte.

Esser, die sich leicht verführen lassen und ihren Nahrungskonsum reduzieren wollen, sollten wohl besser die einschlägigen Netzseiten für Foodies als auch Buffets meiden. Ein Forschungsteam aus den USA, das einst ein verzweifelter Besitzer

einer chinesischen All-you-can-eat-Kette in Amerika enga-
gierte, um zu erfahren, wie man die Kunden vom Daueressen
abhalten könnte, fand heraus, dass sich Personen mit niedrige-
rem BMI vorzugsweise mit dem Rücken zum Buffet setzen,
während Menschen mit höherem BMI das Buffet am liebsten
sehen.

Man denke an die Chips-Tüte oder die Gummibärchen zu
Hause: Solange die Süßigkeiten in der hintersten Ecke des
Schranks versteckt sind, vergessen wir ihre Existenz rasch. Liegen sie allerdings auf dem Wohnzimmertisch, bedarf es schon
einer großen Willensanstrengung, nicht zuzugreifen – und
unsere Willenskraft lässt gegen Abend nach einem anstren-
genden Arbeitstag leider dramatisch nach. Aus den Augen, aus
dem Sinn – ein Sprichwort, das bei Nahrungsmitteln häufig
zutrifft, jedenfalls, solange uns keine echte Hungerattacke
überfällt.

Zahlreiche Studien zeigen, wie sehr die visuelle Wahrnehmung
unsere Essenslust steuert, unseren Geschmack beeinflusst und
manipuliert. Blauer Brokkoli? Undenkbar. Ein grünes Ei? Ekelhaft. Schwarze Spaghetti? Kommt darauf an, was wir damit
assoziieren, wie wir kulinarisch sozialisiert und wo wir aufgewachsen sind.

Um Lebensmittel mit der »falschen« Farbe machen wir
instinktiv einen großen Bogen. Bereits 1936 untersuchte der
Chemiker H.C. Moir, dass die Veränderung der Farbe eines
Nahrungsmittels zu einer sogenannten »sensorischen Domi-
nanz« führen kann, also dass der Sehsinn alle anderen Sinne überstrahlt. Das bedeutet, dass wir blauen Brokkoli schon
seiner Farbe wegen ekelhaft finden und nicht herunterbekom-

men, auch wenn er sich geschmacklich nicht von anderem Brokkoli unterscheidet, weil wir über den Sehsinn die allermeisten Sinneseindrücke wahrnehmen.

Moir hatte seinen Mitarbeitern Gelee in verschiedenen Farben vorgesetzt. Im Experiment stellte er fest, dass sie die Farbe, die sie sahen, auch schmeckten. Sie vertrauten ihren Augen und den durch die Farben ausgelösten Assoziationen mehr als den Geschmacksknospen ihrer Zunge. Diese Erkenntnisse macht sich auch die Lebensmittelindustrie zunutze. Die satte rosa Farbe von Zuchtlachs beispielsweise verdankt sich nicht dem Zufall oder gar ihrem Gesundheitszustand, sondern der dem Futter zugesetzten Dosis von Karotin.

Kathrin Ohla, Psychologin am Deutschen Institut für Ernährungsforschung, sagt, dass die optische Wahrnehmung besonderen Einfluss auf das Schmecken habe, »[weil] der reine Geschmackseindruck zu wenig objektbezogen ist. Wenn ich etwas Süßes oder Saures schmecke, weiß ich noch nicht, was es ist.« So gibt es zum Beispiel die Anekdote von einem Marine-Koch, der eine Truppe zu verköstigen hatte, die unbedingt Kirschgötterspeise wollte, nur hatte der Koch eben keine Kirschgötterspeise da. Er versetzte also einfach die Zitronengötterspeise mit rotem Farbstoff, und schon waren alle zufrieden.

Um mehr über den Einfluss von Farbe auf unsere Geschmackswahrnehmung herauszufinden, führten Mark Greenlee und Tina Plank von der Universität Regensburg einen Versuch mit 90 Probanden durch: Jeder Versuchsteilnehmer trank eine farbige – rote, gelbe oder grüne – oder farblose Flüssigkeit aus jeweils drei Gläsern. Zwei der Gläser enthielten eine Flüssigkeit, die gleich schmeckte, etwa nach Erdbeere. Im dritten Glas war eine andersschmeckende Flüssigkeit. Die Probanden sollten das Glas mit der andersschmeckenden Flüssigkeit identifizieren.

Damit war es allerdings nicht getan. Die Hälfte der Probanden musste während des Versuchs eine zusätzliche Aufgabe bewältigen. Diese bestand darin, so die Forscher, ein bestimmtes Wort »regelmäßig zu wiederholen während eines Durchgangs. Durch diese ›verbale Ablenkung‹ sollten andere verbale Prozesse – wie zum Beispiel die Benennung des Geschmacks – unterdrückt werden. Die Ergebnisse deuten darauf hin, dass die Suppressionsaufgabe die Leistung der Probanden sogar verbesserte: Sie werden bei der Geschmacksaufgabe schneller und etwas präziser. Dieser Befund spricht für einen Einfluss der Erwartung auf die Aroma-Wahrnehmung.«

Im Laufe unserer Ernährungsbiographie erlernen wir gewisse Assoziationen zwischen Farben und Geschmack. Eine hellrote Erdbeere stufen wir als weniger süß ein als eine dunkelrote, ebenso greifen wir eher zu einer dunkelroten Kirsche als zu einer hellen. Grün und Gelb, die Farben von Zitronen oder Limetten, assoziieren wir mit einem säuerlichen Geschmack. Vor blauer Nahrung schrecken wir zurück, weil die wenigsten natürlichen Nahrungsmittel eine blaue Farbe haben.

Übrigens wird unser Augenhunger bereits durch das Lesen verführerisch klingender Speisebeschreibungen aktiviert wie etwa: »Seezunge im Ganzen gebraten auf brauner Nussbutter, dazu sautierter Blattspinat und Petersilienkartoffeln«, »getauchte Schottische Jacobsmuscheln«, »Odenwälder Rehrücken« oder »geeistes Holundersüppchen an Rhabarber-Himbeersorbet mit Beeren und weißer Schokolade«.

NASENHUNGER Der olfaktorische Sinn ist völlig zu Unrecht das Stiefkind unseres sensorischen Apparats. Bereits Aristoteles blickte herablassend auf das Riechen: »Unser Geruchssinn ist schlechter als der aller anderen Lebewesen und der schwächste unter den menschlichen Sinnen.« Für ihn waren allein das Sehen und das Hören philosophische Sinne, also solche, die einen Erkenntnisgewinn versprachen. Inzwischen wissen wir: Anstatt der lange Zeit angenommenen 10 000 Gerüche kann der Mensch womöglich mehr als eine Billion Gerüche unterscheiden. Zum Vergleich: Das Gehör erkennt etwa 340 000 unterschiedliche Töne, die Augen unterscheiden bis zu 7,5 Millionen Farben. In einem Versuch der Rockefeller Universität in New York ließ das Team um den Geruchsforscher Andreas Keller feinste Nuancen von Duftspuren ermitteln. Aus jeweils drei Proben sollten die Probanden diejenige ermitteln, die aus der Reihe fiel. Mehr als die Hälfte der Teilnehmer schnitten dabei erfolgreich ab, wenn die Bestandteile der Proben zu 75 Prozent übereinstimmten. Einige unterschieden sogar Nuancen, wenn die Mixtur über 90 Prozent übereinstimmte.

Die Treffsicherheit, mit der uns die Nase durch unsere Alltags- und Genusswelt navigiert, wird uns oft erst bewusst, wenn wir verschnupft sind und nichts mehr oder nur noch sehr wenig riechen können. Der Spruch »immer der Nase nach« gilt dann nicht mehr. Das ist gefährlich, weil wir unbemerkt Gefahr laufen, schädliche Stoffe einzuatmen: Schimmel, Brandgeruch, Autoabgase, Haushaltsreiniger. Besonders hart trifft uns der Verlust beim Essen. Wir unterscheiden gerade noch süß von salzig, sauer von bitter und umami (herzhaft, würzig), mehr Geschmackrichtungen kann unsere in dieser Hinsicht relativ simpel gestrickte Zunge nicht wahrnehmen. Was aber wäre Genießen ohne Aromen, die wir über die Nase aufnehmen, wie Orange, Vanille, Zimt oder der Duft von frisch gebackenem Brot?

Wie Riechen genau funktioniert? In der obersten Etage unserer Nase gibt es 25 bis 30 Millionen Riechzellen, die an ihrer Oberfläche mit Rezeptoren ausgestattet sind und durch Duftmoleküle aktiviert werden. »Das ist das klassische Schlüssel-Schloss-Prinzip«, sagt der Geruchsforscher Hanns Hatt. »Die Rezeptoren sind die Schlösser und die Duftmoleküle der Schlüssel. Das heißt, die Duftmoleküle, die wir aufnehmen, müssen den passenden Rezeptor finden, beispielsweise für Vanille, Moschus oder Buttersäure.«

Allerdings handelt es sich bei den meisten Naturdüften um Mischungen aus vielen verschiedenen Duftstoffen. »Kaffeeduft besteht zum Beispiel aus 100 bis 150 Duftstoffen, das heißt Kaffee aktiviert 100 und mehr der Rezeptoren«, sagt Hatt. Das ist ein ziemlich komplexes Aromamuster, das von unserem Gehirn erst einmal gelernt werden muss. Einfach ist dieses Erlernen sowie das sofortige Wiedererkennen von Düften nicht. Das Duftalphabet, so Hatt, habe immerhin 350 »Buchstaben« zur Verfügung, und Duftwörter seien oft 100 Buchstaben und länger.

Wir alle verfügen zwar über die gleichen 350 Rezeptortypen, aber jeder von uns lebt in seiner eigenen Geruchswelt. Atmen wir ein, nehmen wir mit der Luft Duftmoleküle auf. »Diese Duftinformation«, so Hatt, »wird sofort ins Gedächtniszentrum geleitet und dort abgespeichert, gleichzeitig aber auch im Emotionszentrum.« Wenn wir zum Beispiel verliebt sind, speichern wir das Parfüm des anderen in unserem Geruchs- und Emotionszentrum ab. Riechen wir es Jahre später wieder, löst das für einen Moment Erinnerungen und Emotionen von damals aus, die uns völlig überrumpeln. Ein bestimmter Geruch kann dank dieses autobiographischen Gefühls- und Geruchsgedächtnisses die Zeit schlagartig zurückdrehen. Man denke nur an Marcel Prousts Roman »Auf der Suche nach der verlorenen Zeit«. Es ist der Geschmack (beziehungsweise Geruch) einer in Lindenblütentee getauchten Madeleine, die Prousts Ich-Erzähler mit intensiven Kindheitserinnerungen beglückt: »In der Sekund nun, als dieser mit dem Kuchengeschmack gemischte Schluck Tee meinen Gaumen berührte, zuckte ich zusammen und war wie gebannt durch etwas Ungewöhnliches, das sich mir vollzog. Ein unerhörtes Glücksgefühl, das ganz für sich allein bestand und dessen Grund mir unbekannt blieb, hatte mich durchströmt.«

Unsere 350 Riechrezeptoren besiedeln übrigens nicht nur das Innere unserer Nase, sondern sind über den ganzen Körper ausgebreitet. Sie kämen, so Hatt, in der Haut, im Darm oder im Herzen vor. »Duftstoffe gelangen in das innere unseres Körpers, in das Blut, werden dort weiter transportiert. Die Düfte der Lebensmittel, die wir essen, beeinflussen deshalb zum Beispiel unsere Darmzellen oder die Blutdruck-Zellen der Niere. Und damit kann ich über das Essen meine Verdauung oder den Blutdruck beeinflussen.«

Unsere unterschiedliche Geruchsempfindsamkeit hat auch etwas mit Vererbung zu tun. So haben manche Menschen zum Beispiel extrem empfindliche Vanille-Rezeptoren und andere nicht.

Durch den Konsum industriell stark aromatisierter und mit Chemie regelrecht durchtränkten Speisen, deren einziges Ziel es ist, uns süchtig zu machen, ist unser Geschmacks- und Geruchssinn dramatisch abgestumpft. Es gilt: Je stärker der Reiz, desto intensiver das Erlebnis. Wer seinem Gaumen keine »echten« Geschmackserfahrungen mehr gönnt, verlernt den ursprünglichen Geschmack von Kartoffeln, Tomaten oder Erdbeeren. Für Erdbeergeschmack hat die Industrie gleich mehrere tausend Aromastoffe erschaffen, weil ein Erdbeereis eben anders schmecken muss als ein Erdbeerjoghurt oder ein Erdbeershake. Auf dem Etikett tauchen diese Zusatzstoffe unter dem Buchstaben »E« auf – E wie Ethylvanillin, das besonders populär ist und viermal stärker nach Vanille schmeckt als das natürliche Vanillin. Bei einem Geschmackstest sollten Probanden, die zwischen 30 und 40 waren, aus zwei Ketchupsorten jene auswählen, die ihnen besser schmeckte. Eine Sorte enthielt künstliches Vanillin – und zwar in derselben Konzentration wie in früherer Säuglingsmilchnahrung. Das Ergebnis des Tests: 71 Prozent der Probanden, die gestillt worden sind, entschieden sich für das Ketchup ohne Vanillin. Die, die den Geschmack des Vanillins aus Säuglingstagen abgespeichert hatten, bewerteten das mit Vanillin versetzte Ketchup besser. Das zeigt, wie früh unser Geschmackssinn bereits ohne unser Zutun geprägt wird.

Diese Prägung beginnt bereits vor der Geburt. Föten nehmen über das Fruchtwasser Aromastoffe auf, die von den Ernährungsgewohnheiten und Geschmacksvorlieben der Mutter zeugen. Bevor wir hören und sehen, schmecken wir und machen unsere ersten olfaktorischen Erfahrungen. Am Ende des zweiten Schwangerschaftsmonats bilden sich die Geschmacksknospen aus, etwa in der 12. Woche beginnt der Fötus zu schlucken. Die Fähigkeit des Riechens ist bereits im letzten Schwangerschaftsdrittel gut ausgebildet, und zu dieser Zeit beginnt der Fötus auch, sein Schluckverhalten dem Geschmack des Fruchtwassers anzupassen: Schmeckt es süß, schluckt er häufiger, schmeckt es bitter, schluckt er seltener. Eine Vorliebe für Süßes und eine Aversion gegen Bitterstoffe ist uns angeboren. Evolutionsbiologisch ist das sinnvoll, schließlich bedeutete süß, dass wir unserem Körper Energie zuführen, während Giftiges früher oft bitter schmeckte.

Die amerikanische Biologin Julie Mennella und ihr Team wiesen in einem Experiment mit Karotten die große Prägekraft pränataler sowie früher postnataler Geschmackserfahrungen nach. Sie teilte die schwangeren Probanden dafür in drei Gruppen ein: Die erste Gruppe trank während des letzten Schwangerschaftsdrittels regelmäßig Karottensaft. Die zweite Gruppe begann mit dem Karottensaftkonsum erst unmittelbar nach der Geburt, und die dritte Gruppe trank gar keinen Karottensaft. Als die Umstellung der Babys auf feste Nahrung erfolgte, wurden sie mit Haferbrei gefüttert, der entweder mit Karottensaft oder Wasser angemacht worden war. Das Ergebnis: Diejenigen Babys, die den Karottengeschmack durch das Fruchtwasser oder die Muttermilch bereits kannten, aßen mehr von dem mit Karottensaft zubereiteten Brei und zeigten seltener negative Gefühlsäußerungen als die Babys, die das Karottenaroma nicht kannten.

Jedes Baby, so Mennella, mache seine eigenen, einzigartigen Erfahrungen, und diese änderten sich von Stunde zu Stunde, von Tag zu Tag, von Monat zu Monat. Wenn ein Baby beginne, feste Nahrung zu sich zu nehmen, sei es das Sicherste, wenn es genau das bevorzugt isst und als essbar erkennt, was auch die Mutter gegessen habe. Je gesünder, je vielseitiger sich Schwangere und stillende Mütter also ernähren, desto geschmacksoffener (und unkomplizierter) ist auch der Nachwuchs. Neben Karotten weisen übrigens auch Vanille, Knoblauch, Anis, Blauschimmelkäse und Minze intensive Geschmacksnoten auf, die sich den Weg in die Muttermilch bahnen.

Wie würden Sie den Geschmack einer Ananas beschreiben? Wenn man sein halbes Leben nur Ananas aus der Dose gegessen hat, haut einen der Geschmack einer frischen Ananas geradezu um, weil sich weder Süße noch Fruchtigkeit einer richtigen Ananas mit dem faden Aroma von Dosenananas vergleichen lassen.

Der Kulturwissenschaftler Gunther Hirschfelder von der Universität Regensburg sagt: »Wer früher in der Stadt gelebt hat, der konnte die Qualität der Waren auf dem Markt oder beim Metzger beurteilen. Man fühlte, man schmeckte oder man roch die Waren, bevor man sie aß. Und dann kamen Supermarkt und Convenience-Produkte ab den 1950er Jahren. Die Folge: Wir nehmen das Essen nicht mehr sensorisch und haptisch wahr, sondern wir nehmen es optisch wahr. Dadurch verkümmert unser Sensorium, und wir werden anfällig für schnelles Essen.«

Dass unsere Geruchsfähigkeit stark gelitten hat, liegt auch daran, dass sie einer ständigen Geruchsüberforderung ausgesetzt ist, weil die moderne Industriegüterproduktion dafür gesorgt hat, dass vieles, was über den Ladentisch geht, mit einem speziellen Aromastoff behandelt worden ist. Selbst Müllbeutel sind als parfümierte Variante erhältlich und riechen pseudo-zitronig wie manches Duschgel. Ebenso kann man nach Lavendel duftendes Klopapier kaufen, wobei Klopapier in der Nasenregion eher wenig verloren hat, ganz anders als Taschentücher, die häufig nach Aloe Vera riechen. Vielleicht soll das duftende Klopapier den Badezimmergeruch ver-bessern, für den sorgt allerdings meistens bereits ein eigener Raumduft.

Beim Betreten einer Filiale der Parfümeriekette Douglas beispielsweise schlägt einem in der Regel eine derartige Duft-wolke entgegen, dass es einem ganz schwindelig werden kann. Offenbar haben sich etliche Haushaltswarenhersteller die-se Geruchsstrategie zum Vorbild genommen. Und nicht nur die: Auch Textilketten wie Abercrombie & Fitch oder Zara ver-suchen die Kauflust durch olfaktorische Stimulation mit einem bestimmten Geruch, der *signature scent* genannt wird, anzure-gen. In Spielcasinos in Las Vegas wurde bereits 1995 mit ver-schiedenen Düften experimentiert. Das Ergebnis: »Duftende« Spielautomaten erhöhten die Bindung der Spieler, die an die-sen Geräten mehr Geld verzockten als an duftneutralen Au-tomaten. Selbst Mercedes stattet seine Premium-Linie mit einem Beduftungssystem aus. Da haben es die besten Acht-samkeitsübungen nicht ganz leicht, wenn man allerorts derart zugenebelt wird.

Was das Essen betrifft, rät die Achtsamkeitsspezialistin Jan Chozen Bays schlicht: daran riechen. Zugegeben, vielleicht sollte man damit nicht gerade in einem Restaurant beginnen, es sei denn, es ist einem egal, dass die anderen Gäste einen anstarren, während man den Teller (!) Richtung Nase führt und an dem Gericht riecht, als rieche man an einem Wein. Mit einem Mal riechen ist es nämlich laut Bays nicht getan.

Zumindest in der Öffentlichkeit praktikabler ist es, sich während des Essens des Geschmacks, also des Dufts, bewusst zu werden. Und: beim Kauen darauf achten, ob sich der Ge-schmack verändert und zum Beispiel beim Einatmen oder

Ausatmen stärker wird. Man kann sich auch fragen, wie lange man, würde man keinen weiteren Bissen mehr zu sich nehmen, den letzten Bissen noch schmecken könnte.

Ähnlich, wie wir unseren Sehsinn zunehmend auf unser Smartphone richten, anstatt die Umgebung wirklich wahrzunehmen und zu beobachten, was um uns herum geschieht, vernachlässigen wir auch das Riechen, insbesondere von Nahrungsmitteln. Industriell verarbeitete Lebensmittel mit ihren ungesunden Geschmacksverstärkern und künstlichen Aromastoffen haben deshalb ein leichtes Spiel. Sie wecken unsere Gier und stumpfen gleichzeitig unseren Geschmackssinn ab. Deshalb plädieren führende Geruchsspezialisten dafür, dass wir unseren Geruchssinn trainieren. Wer sein Riechen trainiert, trainiert gleichzeitig auch sein Schmecken und damit das Genießen. Verzichtet man bewusst auf industrielle Aromastoffe, mag vieles in der ersten Zeit ein bisschen fad schmecken. Nach einer Weile erobern wir uns allerdings unsere Geschmackssensibilität Stück für Stück zurück.

Das gilt leider nicht in gleichem Maße für ältere Menschen, weil die Fähigkeit zu riechen ab dem 65. Lebensjahr drastisch abnimmt. »Eigentlich bräuchte man eine Spezial-Lebensmittelabteilung für ältere Menschen. Beim Sehen hilft die Brille, beim Hören das Hörgerät, aber fürs Riechen gibt es nichts außer der Verstärkung des Reizes. Individuelle Anpassungen der Lebensmittel wären tatsächlich hilfreich«, so der Geruchsforscher Hanns Hatt.

Erschwerend kommt neben den Tricks der Nahrungsmittelindustrie hinzu, dass wir ständig Gefahr laufen, der Intuition zu erliegen, dass Ungesundes automatisch auch lecker schmeckt, oder andersherum: dass nur ungesunde Lebensmittel ein wirkliches Geschmackserlebnis seien. Bereits von Kindesbeinen an wird uns dieser Glaubenssatz von unseren Eltern antrainiert: »Wenn du dein Gemüse brav aufgegessen hast, bekommst Du zur Belohnung einen Vanillepudding! Und wenn Du zusätzlich noch ein Stück Paprika nimmst, darfst du so viel Vanillepudding essen, wie du willst!«

Zahlreiche Studien belegen, dass allein die Ankündigung, gesunde Nahrung serviert zu bekommen, die Geschmackserwartung sinken lässt. Beim »Mango-Lassi- Experiment« der Universität Texas stuften Versuchsteilnehmer einen Lassi als weniger schmackhaft ein, wenn man ihnen vorher mitteilte, dass es sich um ein gesundes Getränk handle. Wurde dagegen betont, wie kalorienreich das Getränk ist, schmeckte es den Probanden gleich sehr viel besser.

Worte wie hell und dunkel, süß und salzig, knusprig und seidig gelten als besonders stimulierend für das Gehirn. Steven Witherly, Autor des Buches *Why Humans like Junk Food,* spricht vom »dynamischen Kontrast«. Großartig finden wir Speisen, die sich im Mund erwärmen und herzhaft knuspern (Mundhunger). Ein Beispiel für ultimativen Geschmack sind Cheese Nachos, maximal mit geschmacksverstärkenden Zusatzstoffen frisiert, darunter Zucker, Salz, Glutamat, Zitronensäure, Chili, Zwiebel, Knoblauchpulver und verschiedene Milchprodukte.

Lässt sich die Geschmackserwartung unter diesen Umständen noch beeinflussen? Ja, zum Beispiel durch Bildung. Forscher der Universität Kiel konnten nachweisen, dass mit steigendem Gesundheitsbewusstsein die grundsätzliche Annahme schwindet, dass gesunde Lebensmittel schlechter schmecken als ungesunde. Wer allerdings demonstrativ mit der Gesundheitswirkung eines Produkts wirbt, erliegt dem Irrtum, Rationalität schlage Geschmack, was leider nicht der Fall ist. Im Abschlussbericht des Experiments der Universität Kiel formulierten die Forscher: »Der Einfluss automatisiert aktivierter Geschmacksassoziationen lässt sich auch durch ein gesteigertes Gesundheitsbewusstsein nicht verändern.« Die zu beeinflussende Annahme, dass es sich um ein gesundes Lebensmittel handelt, lässt sich also nicht ohne Weiteres ausweiten darauf, dass es auch gerne gegessen wird.

Gerne essen wir auch durch unsere Sozialisation bedingt eben Nahrungsmittel, die nicht immer gesund sind. Das heißt nicht, dass wir im Kino nie wieder Nachos mit fettiger Käsesoße essen sollten oder für immer auf Popcorn verzichten müssen. Es heißt vielmehr, dass wir uns immer wieder klar machen, welche Manipulationsmechanismen im Spiel sind. Dieses Bewusstsein hilft einem zuverlässig, eine Entscheidung zu treffen, die einem ein gutes Gefühl bereitet.

MUNDHUNGER Bevor wir zu den Feinheiten des Mundhungers kommen, noch ein paar Anmerkungen zum Geschmack. Schließlich hat jeder von uns ein ganz eigenes Geschmacksempfinden, was dazu führt, dass Menschen zum Beispiel die Süße ein und desselben Tiramisus äußerst unterschiedlich bewerten.

Die Forschung, und das klingt in Hinblick auf kulinarischen Feinsinn wenig herausragend, unterscheidet lediglich fünf Geschmacksrichtungen: süß, sauer, salzig und bitter sowie umami, was soviel wie »fleischig« oder »herzhaft« bedeutet.

Entdeckt hatte diese fünfte Geschmacksrichtung bereits

1908 der japanische Forscher Kikunae Ikeda, wirklich populär geworden ist sie hierzulande allerdings erst vor einigen Jahren – und das, obwohl es sich um eine Geschmacksrichtung handelt, die besonders proteinreiche Nahrungsmittel auszeichnet.

Umami ist zwar nicht per se ein Zeichen dafür, dass man seinem Körper etwas Gesundes zuführt (siehe rotes Fleisch), aber viele gesunde Nahrungsmittel haben diesen typischen umami-Geschmack, zum Beispiel Algen, Shiitake-Pilze, Oliven und Tomaten. Übrigens waren Ende des sechzehnten Jahrhunderts noch neun Grundgeschmacke anerkannt: süß, sauer, scharf, herzhaft, rau, fettig, bitter, fade und salzig.

Unsere Zunge wurde lange Zeit mit einer Landkarte verglichen, die in verschiedene Geschmacksrichtungen unterteilt war – und zwar streng voneinander getrennt: süß, sauer, salzig, bitter und umami. Doch wir schmecken jede Geschmacksdimension überall auf der Zunge mit ihren gut sichtbar hervorstehenden Geschmackspapillen, die die Geschmacksknospen beherbergen. In diesen Geschmacksknospen sitzen bis zu 150 Rezeptorzellen für die gustatorischen Qualitäten eines Nahrungsmittels.

Warum aber reagieren einige von uns auf die Bitterkeit eines Brokkoli derart heftig, dass sie ihn konsequent meiden, während andere ihn geschmacklich angenehm beschreiben? Hier kommen die Geschmacksknospen ins Spiel. Die amerikanische Forscherin Linda Bartoshuk vom Florida Center for Smell and Taste färbte Anfang der Neunzigerjahre die Zungen ihrer Versuchsteilnehmer blau ein, zählte die hervorstehenden Zungenpapillen und stellte fest, dass sich Anzahl und Größe der Papillen erheblich voneinander unterschieden.

Im weiteren Verlauf des Tests zeigte sich, dass Menschen mit besonders vielen kleinen Papillen den Bitterstoff Propylthiouracil, kurz PROP, der von anderen als neutral oder schwach bitter bewertet wurde, als extrem bitter erlebten. Bartoshuk bedachte sie daraufhin mit dem schönen Begriff *Supertaster*, also Superschmecker. »Menschen, die Geschmack mit einer extremen Intensität wahrnehmen«, so Linda Bartoshuk, »leben in einer neonfarbenen Nahrungsmittelwelt, während die Welt der anderen eine pastellfarbene ist.«

Die amerikanische Genetikerin Sarah Tishkoff untersuchte unterschiedliche Bitterpräferenzen in afrikanischen Bevölkerungen, wobei sie sich auf Hirten-, Jäger- und Sammlervölker aus Kenia und Kamerun konzentrierte. Während ihrer Recherche fand sie erstaunlich viele genetische Variationen von Bitterrezeptoren. Dass auch die Gene Einfluss auf das Superschmecken haben, erklärt jedenfalls, warum sich die Geschmackssensibilität häufig von Eltern auf die Kinder vererbt. Betroffenen sind Äpfel oft zu sauer, Gewürzgurken zu salzig und Grapefruits zu bitter. Die Wissenschaft geht davon aus, dass etwa 25 Prozent von uns Superschmecker sind, 50 Prozent Normalschmecker und 25 Prozent Nichtschmecker, die Bitterstoffe schwach bis gar nicht wahrnehmen, weshalb sie Rucola, Rosenkohl, Radicchio, Mangold und Löwenzahn in großen Mengen essen können, ohne das Gesicht zu verziehen. Doch würde man als ein auf gesunde Ernährung achtender Superschmecker seine Geschmackssensibilität gegen die eines Nichtschmeckers eintauschen, nur, um zukünftig ohne Irritationen Bitterstoffe vertilgen zu können? Wohl eher nicht!

Jede Grundgeschmacksart hat eine eigene Funktion. Süß

und umami signalisieren uns Kalorien in Form von Kohlenhydraten oder Proteinen. Bei sauer und salzig ist die Sache komplexer. »In der Regel werden milde Säure und ein geringer Salzgehalt als attraktiv empfunden. Man begründet es damit, dass wir uns damit Elektrolyte erschließen. Salz ist lebensnotwendig, denn mit jeder Ausscheidung verlieren wir Elektrolyte, die wir unserem Körper für einen ausgeglichenen Elektrolythaushalt wieder zuführen müssen. Deshalb ist in geringen Konzentrationen Salzgeschmack attraktiv«, sagt der Biochemiker Wolfgang Meyerhof.

Jetzt zum Mundhunger: Er zielt auf unsere Lust, unser Mundgefühl mit Speisen unterschiedlicher Konsistenz zu stimulieren. Je vielfältiger die Geschmackserlebnisse, desto größer die Bereitschaft, ein Dessert zu verzehren, selbst wenn wir längst satt sind. Dafür hat sich der lapidare Satz eingebürgert: »Für Nachtisch ist immer Platz«. Genau genommen müsste er heißen: »Für eine neues Geschmackserlebnis ist immer Platz.« Wir mögen zwar keine einzige Gabel Spaghetti mehr bewältigen können, aber eine Kugel Pistazieneis ist ein Leichtes. Erstaunlicherweise sind wir, was die Beschreibung der Haptik im Mund betrifft, nicht sonderlich kreativ. »Schmeckt gut« oder »schmeckt fantastisch« (oder »schlecht«), so lauten die Lieblingsfloskeln. Dabei können sich Speisen im Mund seidig anfühlen, knusprig, klebrig, schleimig, knackig, prickelnd, feinkörnig und so weiter. Eine ganze Industrie beschäftigt sich ausschließlich damit, Produkte mit dem perfekten Mundgefühl zu kreieren, damit wir wieder und wieder zu ihnen greifen. Eines der besten Beispiele sind Chips. Neben ihren mittlerweile vielfältigen Geschmacksvarianten – Rosmarin,

Essig, Apfel, Käse und was es alles noch so gibt – entscheiden jene Geräusche, die Chips im Mund verursachen, über unser Urteil.

Der an der Universität Oxford lehrende Wissenschaftler Charles Spence demonstrierte die Macht von Chipsgeräuschen in einem Versuch. Seine Probanden saßen in einem schallisolierten Raum, aßen Chips und nahmen über Kopfhörer ihre eigenen Kaugeräusche wahr. Was niemand wusste: Spence manipulierte die Geräusche, er stärkte oder dämpfte sie, was sich bei der abschließenden Bewertung der Chips in Fragebögen widerspiegelte: Je höher Lautstärke und Ton waren, desto besser schnitten die Chips ab.

Was für Chips gilt, gilt auch für unverarbeitete Nahrungsmittel: Auch die beste Paprika der Welt bleibt als fad in Erinnerung, wenn sie so labbrig im Mund liegt wie eingeweichte Cornflakes. Hätten wir allerdings von Kindesbeinen an nur labbrige Paprika vorgesetzt bekommen, käme uns ihre Konsistenz vollkommen normal vor.

»Wir lernen mit der Zeit, dass Lebensmittel in bestimmten Formen serviert werden. Wenn ich hierzulande eine Suppe serviert bekomme, erwarte ich in der Regel, dass diese warm ist. Von dieser Erwartungshaltung her rühren die meisten Effekte, die die Temperatur des Lebensmittels auf den Geschmack hat«, sagt die Psychologin Kathrin Ohla vom Forschungszentrum Jülich.

Interessant ist, dass einige Rezeptoren auf der Zunge, die am Schmecken beteiligt sind, auf die Temperatur von Speisen reagieren. Der Geschmack wird entweder verstärkt oder geschwächt. Wärme zum Beispiel kann die Süße intensivieren, weshalb wir einen Pudding als süßer wahrnehmen, wenn er frisch gekocht und warm ist. »Eis wird, wenn es schmilzt, viel süßer als im gefrorenen Zustand.«

Ein Sonderfall im Geschmackskosmos ist Schärfe. Isst man Chilis, die Capsaicin enthalten, brennt der Mund je nach Chili-Exemplar höllisch, die Schmerzrezeptoren der Zunge spielen verrückt. Träfe der Stoff unsere Augen oder die empfindliche Schleimhaut unserer Nase, wie es bei Capsaicin-haltigem Pfefferspray der Fall ist, würden wir vor Schmerz durchdrehen. Woher also kommt die Lust am Scharfen? Der amerikanische Ernährungswissenschaftler und Autor Paul Rozin attestiert jenen, die gerne scharf essen und so einen beschleunigten Puls, Schwitzen, tränende Augen und einen brennenden Mund freiwillig in Kauf nehmen (all das richtet eine richtig scharfe Chilischote ja an), masochistische Züge. Er vergleicht es mit einem Horrorfilm, bei dem wir reale Angst spüren, uns die Hände vor die Augen halten, womöglich sogar vor Schreck aufschreien, obwohl wir wissen, dass uns nichts passieren kann.

Tieren übrigens ist jeglicher Masochismus fern. Selbst Schweine, die normalerweise alles fressen, verschmähen Tortillas mit scharfer Sauce. Das trifft nicht nur auf ein Schwein in einem thüringischen Dorf zu, sondern sogar auf eines im mexikanischen Hochland, einer Gegend also, in der die Schweine an scharfe Essensreste gewöhnt sein dürften. Nur: Im Gegensatz zu uns wissen Schweine nicht, dass das Hitzeempfinden von scharfem Essen nicht real ist. Unser Intellekt ermöglicht es, uns über das Warnsignal hinwegzusetzen. »Sozusagen aus sicherer Distanz triumphieren wir über einen Ur-Instinkt und bekommen dafür aus unserem Belohnungszentrum im Gehirn einen biochemischen Drops in Form eines Schusses Endorphine«, sagt der Mediziner Harro Albrecht.

Wessen masochistische Züge beim Chili-Verzehr aus dem Ruder gelaufen sein sollten, wer also tatsächlich *zu* scharf gegessen hat, löscht das Brennen am besten mit einem Glas Milch oder mit Mascarpone, beides eliminiert das fettlösliche Capsaicin.

HERZHUNGER Die Macht, mit der uns Gefühle bisweilen steuern und uns jede Vernunft über Bord werfen lassen, ist bekannt. Liebeskummer zum Beispiel, dieser furchtbare Herzschmerz, bei dem sich der ganze nach Trost sehnende Körper in einem Ausnahmezustand befindet, ist nur ein – aber ein besonders grausames – Gefühl, bei dem sich einige von uns ungezügelt aufs Essen stürzen. Liebeskummer ähnelt dabei übrigens dem quälenden Verlangen eines Süchtigen nach Kokain.

Der amerikanische Psychologe Arthur Aron, der die komplexe Architektur zwischenmenschlicher Beziehungen erforscht, untersuchte Hirnfunktionen liebeskummerkranker Menschen. Bereits das Foto des oder der geliebten Verflossenen genügte, um die Probanden mit suchttypischen körperlichen Entzugsreaktionen zu quälen. Die berühmteste Filmfigur, die wie verrückt Eiscreme löffelt, in der Hoffnung, den Schmerz durch Zuckerzufuhr zumindest ein bisschen betäuben zu können, ist Bridget Jones. Sie brauchte nur ein bestimmtes Lied im Radio zu hören, um sich heulend aufs Bett zu werfen. Weil weinen allein nicht die gewünschte Erleichterung bringt, hilft sie mit Eiscreme oder Schokolade nach, ihren Seelentröstern, auch *Soul Food* oder *Comfort Food* genannt. Diese Nahrungsmittel haben nur eine einzige Funktion: den emotionalen Hunger möglichst schnell zu stillen.

Eiscreme, Chips und Schokolade eignen sich wegen ihres hohen Fett- und Zuckergehalts besonders gut dafür. Die Kombination aus Fett und Kohlenhydraten führt über hormonelle Regelprozesse zu einer sofortigen Ausschüttung des Glückshormons Dopamin, das schmerzmindernde Endorphine freisetzt. Besonders in kohlenhydratreicher Kost ist Tryptophan enthalten, eine Aminosäure und Vorstufe von Serotonin. Hinzu kommen sensorische Gründe wie das Schmelzen auf der Zunge, das wir besonders gern mögen, auch, weil es uns ablenkt. Die Beschäftigung mit wechselnden Konsistenzen – man denke an das großartige Eis von Ben & Jerry's (Cookie Dough!) mit seiner cremig-knusprigen Konsistenz – beansprucht unsere Aufmerksamkeit. (Diese Art von Essen hilft also nicht nur gegen schmerzliche Gefühle, sondern befreit auch von Langeweile). Schokolade ist nicht nur wegen ihres hohen Zucker- und Fettanteils bei emotionalen Essern so beliebt, sie enthält auch die euphorisierend wirkenden Substanzen Phenylethylamin und Anandamin sowie die anregenden Stoffe Theobromin und Coffein. Was das Tryptophan betrifft, ist die euphorisierende Wirkung allerdings nur dann zu erreichen, wenn wir im Blut eine hohe Konzentration erreichen, wofür wir 250 Kilogramm Schokolade essen müssten.

Abgesehen von ihren Inhaltsstoffen gibt es noch einen weiteren Grund, warum Schokolade und Eiscreme beliebte Frustessen sind. Sie müssen nicht erst zubereitet werden. Keine Küche, kein Schnippeln von Zutaten, kein Tischdecken, kein Saubermachen. In emotional herausfordernden Momenten assoziieren Frauen warme Gerichte mit Arbeit. Und Männer? Der Wissenschaftler Brian Wansink hat einige nach ihrem persönlichen Soul Food befragt: Eiscreme kam zwar auch vor, aber im Gegensatz zu den befragten Frauen schätzten Männer warme Mahlzeiten wie Pasta oder Suppe als Seelennahrung deutlich mehr. Warum? Weil sie ihnen das Gefühl gaben, von der Mutter oder Partnerin verwöhnt und umsorgt zu werden.

Nicht jeder ist allerdings gleichermaßen empfänglich für Trostessen. Die Wissenschaftlerin Shira Gabriel von der New York State Universität fand heraus, dass Menschen mit einem Grundvertrauen in soziale Bindungen zu Stimmungsessen neigen. Bei emotionalem Stress verspüren sie ein starkes Bedürfnis, jene Speisen aus Kindertagen zu essen, die guttun, weil sie ein intensives Geborgenheitsgefühl schenken. Dazu passt, dass Pfannkuchen, Milchreis, warmer Pudding oder Hühnersuppe beliebte Seelentröster sind. Bereits der Geruch eines bestimmten Essens kann Trost spenden. Emotionales Essen ist der Versuch, die Lücke in unserem Herzen zu schließen, die Einsamkeit, die Erschütterung über eine unerfüllte Liebe oder die Sorgen um einen geliebten Menschen für einen Moment zu betäuben.

Ein guter Werbespot kennt unser Bedürfnis nach Trostessen und schlägt daraus Profit. Da sich emotionsgeladene Bilder besonders gut einprägen, wird in solchen Spots immer eine Geschichte erzählt: Einander fremde Menschen lächeln sich an, flirten, gehen Kaffee trinken und Kuchen essen und verpassen vor lauter Glückseligkeit ihren Flug. Beliebt sind auch Szenen, die fröhliche Familien beim sommerlichen Sonntagsbrunch im Garten zeigen. Ein mit Schokolade gefeiertes Wiedersehen am Bahnsteig funktioniert ebenfalls zuverlässig.

In dem berührenden Buch *Weil ich ein Dicker bin* von Bertram Eisenhauer, das wunderbar humorvoll und melancholisch zugleich ist, erzählt der stark übergewichtige Autor eine Anekdote über ein missglücktes Date. Eisenhauer, der sich gerade auf Diät befindet, geht mit einer Frau aus, die um seinen Gewichtskampf weiß und ihn für seine Disziplin lobt. Die beiden sind also essen, Eisenhauer beherrscht sich und zügelt seinen Appetit, die zwei unterhalten sich glänzend. Später fährt er sie mit dem Auto nach Hause, wo sie sich vor der Haustür von ihm verabschiedet. Eisenhauer, einerseits frustriert, dass mit der attraktiven Frau nicht mehr passiert ist, und andererseits verwirrt, weil er gar nicht weiß, ob er ein erotisches Erlebnis überhaupt möchte, verfällt sofort in sein typisches suchtartiges, zügelloses Essverhalten. »Ich sah mich wie ein Strichmännchen im Daumenkino, wo man jedes Bildchen auch einzeln anschauen kann. Ich hielt bei McDonalds – eine Filiale liegt auf dem Weg – und bestellte: zwei Filet-o-Fish, einen McRib, eine große Cola.«

Essen kann Medizin sein, Sanitäter in der Not, ein Garant für schnellen Trost. Für Eisenhauer hat das Essen neben der kurzfristigen Trostlinderung über die Jahre immer mehr Funktionen übernommen. »Ich brauche eine Arznei, die unerwartete Ausschläge meiner Gefühle, ob nun Richtung Freude oder Unglück, früh abfedert, so wenigstens die Theorie. Wie jeder Arzt arbeite ich präventiv. Ich esse schon vor.«

Nur: In einer auf optimierte Oberflächen fixierten Gesellschaft gilt Dicksein als verachtenswert, ein Ausdruck von Schwäche und fehlender Disziplin. Dicke Körper werden als Zumutung gesehen, als hätten hochgewichtige Menschen Spaß am täglichen Spießrutenlauf, als perlten die mitleidigen, taxierenden Blicke ihrer Umwelt an ihnen ab. Ein dicker Mensch ist niemals unsichtbar und für gewöhnlich urteilt jeder über ihn.

Abwertende Bezeichnungen existieren reichlich, doch warum ein Körper eigentlich ist, wie er ist, möchte niemand so genau wissen – dabei erzählt jeder Körper, der ja unsere Schnittstelle zur Welt ist, eine Geschichte.

Die amerikanische Schriftstellerin Roxane Gay zum Beispiel wog bei einer Größe von 1,91 Meter in ihren schwersten Zeiten 261 Kilogramm. Dieses Körpergefängnis, in dem sie festsitzt, beschreibt sie in ihrem Bekenntnisbuch *Hunger* maximal drastisch: »Ich bin fett – ich habe dicke Rollen aus braunem Fleisch an Armen und Schenkeln und Bauch. Ich bin von Dehnungsstreifen zerklüftet und habe tiefe Cellulitetaschen an meinen massiven Oberschenkeln.« Roxane Gays Körper war einmal schmal und unauffällig, da war sie zwölf Jahre alt. Kein Kinderkörper mehr, aber auch noch kein Erwachsenenkörper – ein verletzlicher Körper auf der Suche nach Zuneigung. Dann wurde sie vergewaltigt. »Mein Körper wurde zerbrochen. Ich wurde zerbrochen. Ich wusste nicht, wie ich mich wieder zusammensetzen sollte. Ich war zersplittert. Ein Teil von mir war tot.« Ihre Sucht wird das Essen, das sie tröstet, wenn sie traurig, einsam und verzweifelt ist, und zu dem sie leidenschaftlich greift, wenn es ihr gut geht, scham- und hemmungslos, stets vom Hunger getrieben. Einem Hunger danach, wirklich gesehen und verstanden zu werden und inneren Frieden zu finden. Die gigantischen Kalorienmengen, die Gay verschlingt, verwandeln ihren Körper in eine Festung aus Fleisch, deren schiere Masse Männer abschrecken soll, damit sie sie nie wieder vergewaltigen. Dicksein als Überlebensstrategie. Auch eine Art des Herzhungers, nur unter anderen Vorzeichen.

Jan Chozen Bays rät bei Herzhunger, was im Grunde bei jeder anderen Form des Hungers ebenfalls sinnvoll ist, nämlich, sich zu fragen: Warum esse ich eigentlich wirklich? Woher kommt zum Beispiel die große Lust auf Pfannkuchen? Oder warum muss es ausgerechnet ein Tiramisu sein? (Das Wort Tiramisu kommt übrigens aus dem Italienischen und bedeutet wörtlich übersetzt »Heb/zieh mich hoch«.)

Welches Gefühl ging dem Essensimpuls voraus? Sollte es sich tatsächlich um quälenden Herzhunger handeln, plädiert auch Bays dafür, sich ruhig eins seiner Lieblingsessen einzuverleiben, in Maßen allerdings. »Kaufen Sie eine einzelne, kleine Portion, etwa einen besonderen Schokoladentrüffel oder eine Kugel Eis. Setzen Sie sich und betrachten Sie diese Speise liebevoll. Essen Sie sie ganz langsam. Stellen Sie sich beim Herunterschlucken jedes Mal vor, Sie schickten sie zu Ihrem Herzen (und danach erst zu Ihrem Magen und dem Rest des Körpers), durchdrungen von großmütterlicher Liebe und Güte. (Falls Ihre Großmutter ein Ekel war, suchen Sie sich jemand anderen aus, der gütig ist).«

Julie M. Simon, Autorin des Buchs *When Food is Comfort*, hat eine hilfreiche Checkliste erstellt, die schnell verrät, ob man ein emotionaler Esser ist – und wie tief man sich in dieses Verhaltensmuster bereits verstrickt hat. Je häufiger Sie auf die folgenden Fragen mit Ja antworten, desto stärker neigen Sie zum Stimmungsessen.

- Benutzen Sie Essen, um mit Emotionen wie Ärger, Angst, Traurigkeit, Frustration, Hoffnungslosigkeit, Einsamkeit, Scham, Schuld, oder sogar mit Aufgeregtheit und Freude besser umzugehen?
- Versuchen Sie, sich durch Essen zu beruhigen, wenn Sie beispielsweise nervös oder angespannt sind?

- Bedeutet für Sie Essen Spaß, Erfüllung und Flucht zugleich?
- Essen Sie, wenn Sie gestresst sind?
- Benutzen Sie Essen, um negative, kritische Gedanken zu betäuben und Ihren Geist zu beruhigen?
- Essen Sie, wenn Sie überwältigt sind oder sich gelähmt fühlen?
- Essen Sie aus Langeweile?
- Essen Sie, um zu prokrastinieren?
- Versuchen Sie, durch Essen eine innere Leere zu füllen?
- Essen Sie, um sich zu belohnen?

Ablenkung: die beste Medizin gegen Herzhunger
Bleibt die Frage, wie man seinen Herzhunger in den Griff bekommen kann.

Beispielsweise, indem man auf ausreichend Schlaf achtet. Denn nicht nur, was wir essen, beeinflusst unsere Schlafqualität, sondern auch, wie wir schlafen, beeinflusst, was wir essen. Zu wenig Schlaf macht hungrig. Im Schlaf nämlich wird das Hormon Leptin ausgeschüttet, das dem Körper signalisiert, dass er satt ist. Schlafen wir zu kurz oder schlecht, kommt das sogenannte Hungerhormon Ghrelin zum Zug. Forscher vom New York Obesity Nutrition Research Center schoben in einem Versuch ausgeschlafene und unausgeschlafene Probanden in einen Computertomographen. Während die Versuchsteilnehmer in der Röhre lagen, wurden ihnen Bilder von Nahrungsmitteln gezeigt. Das Belohnungssystem der Kurzschläfer, die in den vergangenen Tagen pro Nacht nur vier Stunden geschlafen hatten, reagierte deutlich stärker auf die Bilder als das der Normalschläfer, die auf neun Stunden kamen.

Ein populärer Rat gegen Heißhunger lautet, zehn bis fünfzehn Minuten vor dem Essen ein Glas Wasser zu trinken. Niederländische Forscher haben im Rahmen einer kleinen Studie mithilfe von Hirnscans untersucht, wie sich das Trinken von Wasser auf den Hunger auswirkt. Ein großes Glas Wasser füllte den Magen (entscheidend ist hier das Volumen) der Versuchsteilnehmer nicht nur deutlich stärker als ein kleines Glas Wasser, das Gehirn bekam zudem vermehrt Sättigungssignale gesendet. Was außerdem hilft: zehn Minuten vor dem Essen einen Apfel zu verspeisen.

Bereits bekannt ist, dass Ablenkung gegen Kummer hilft. Aber sie hilft bis zu einem gewissen Grad auch gegen Herzhunger. Wer hochkonzentriert an einem wichtigen Projekt arbeitet, schenkt seinem knurrenden Magen weniger Aufmerksamkeit als jemand, der sich überlegt, welches Restaurant er als Nächstes testen möchte oder ob er lieber Sushi oder ein indisches Curry bestellen soll. Außerdem hilfreich, wenn auch ungewöhnlich, ist der Ratschlag von Wissenschaftlern der Plymouth Universität, die, um Essensgelüste zu kontrollieren, ein Computerspiel empfehlen: Tetris – das auch Rauchern den Abschied von ihrer Sucht erleichtern soll.

Essen in Beziehungen
Mit dem Herzhunger zumindest verwandt ist das Essverhalten in Beziehungen, eine Art von sozialem Hunger. Essen verbindet. Die sozialisierende Kraft einer gemeinsam eingenommenen Mahlzeit ist enorm, und das ungeachtet der Tatsache, dass Essen eine sehr egoistische und einsame Angelegenheit ist. »Was ich denke, kann ich andere wissen lassen; was ich

sehe, kann ich sie sehen lassen; was ich rede, können Hunderte hören – aber was der einzelne isst, kann unter keinen Umständen ein anderer essen«, schreibt Georg Simmel in seiner *Soziologie der Mahlzeit*. Auch wenn einander fütternde Liebende vielleicht einen anderen Eindruck haben mögen. Und letzten Endes schlagen sich die angefutterten Kalorien ja auch auf die eigenen Hüften und nicht auf andere.

Dass Beziehungen unser Ernährungsverhalten beeinflussen, versteht sich von selbst, doch was das bezogen auf die tägliche Kalorien-, Nährstoff- und Mineralienzufuhr bedeutet, darin unterscheiden sich die Geschlechter. Menschen, die mit ihrem Partner zusammenziehen, neigen zur Gewichtszunahme. Zu diesem Ergebnis kommt eine Reihe von Untersuchungen, unter anderem eine Studie der Universität Newcastle, die das Essverhalten von heterosexuellen Paaren untersucht hat. In der ersten Zeit des Zusammenlebens profitieren Männer allerdings vom Einfluss ihrer Partnerin. Frauen ernähren sich in der Regel gesundheitsbewusster als Männer, essen mehr Gemüse und Obst und versorgen ihren Körper seltener mit Fertigpizza, Bier und Chips vor dem Fernseher.

Für die Männer bedeutet das – wie gesagt zu Beziehungsbeginn – einen gewichtstechnischen Vorteil. Und für Frauen, die in Beziehungen dazu neigen, mehr zu essen als vorher, einen Nachteil. Das birgt Konfliktpotenzial: Schließlich möchte man seinen Partner am liebsten so behalten, wie er war, als man sich Hals über Kopf in ihn oder sie verliebt hat.

Ganz abgesehen von *love handles* ist das gemeinsame Mahl wie ein Beziehungsbarometer. »Am Tisch formiert sich eine Beziehung, und dort zeigt sich auch ihr aktueller Stand«, schreibt der französische Soziologe und Bestsellerautor Jean-

Claude Kaufmann. Krisele es zwischen den Partnern, könne sich die Lage beim Essen zuspitzen: »Man ist sich hier sehr nahe, im guten wie im schlechten Sinn. Sich gemeinsam an den Tisch zu setzen, ist eine erzwungene Annäherung. Deswegen wird auch Streit sehr oft beim Essen ausgetragen.« Man denke nur an all die verärgert auf den (Restaurant-)Tisch geworfenen Servietten …

Was für Paare gilt, gilt auch für Familien. Ob ein verbindliches, ein vertrauliches Gespräch entsteht, ist ein verlässlicher Indikator dafür, ob sich die Familie etwas zu sagen hat und ihre Bindung jenseits des institutionellen Charakters lebendig ist. Im Sinne des Hausfriedens verzichtet man also besser auf explosive Themen wie Politik, Religion, Schwiegereltern, Ex-Partner, Beziehungsprobleme und Finanzen.

Eine beliebte Deeskalationsstrategie, die das Klappern des Bestecks sowie ein eisiges Schweigen übertönen soll, ist das Einschalten des Fernsehers. Der Fernseher ist erst einmal vor allem »ein Außensteher, der an den Tisch der Familie eingeladen wird und als Gesprächsregulator benutzt wird«, so Kaufmann. Je nach Zeitpunkt und Tischgenossen sei er einfach nur Hintergrundgeräusch oder der Anlass für Kommentare, aus denen sich die Diskussion speise.

Trotzdem birgt es Risiken, wenn der Fernseher in zahllosen Haushalten während des Essens eine Rolle spielt. Man hat sich nichts mehr zu sagen, scheint das zu bedeuten, beziehungsweise nicht mehr viel. Als einzige Inspirationsquelle dienen die abendliche Quizsendung und der Krimi. Kaufmann spricht von einer zweischneidigen Waffe. »Das Hilfsmittel für das Gespräch verkehrt sich sehr schnell in sein Gegenteil, sobald die Tischgenossen in die bequeme Rolle als bloße

Zuschauer schlüpfen und die Erfordernisse des Gesprächs miteinander vergessen. Eine Entwicklung, die umso mehr gefürchtet werden muss, als sie wie eine Befreiung erscheint, die das Leben leichter macht.« Hat der Fernseher erst einmal einen festen Platz zwischen den Speisenden eingenommen, wird es jedenfalls verdammt schwierig, das Gespräch miteinander ohne flimmernde Ideenquelle wieder aufzunehmen. Das Essen verliert seine Funktion als Architekt des Familien- und Paarlebens. Aus dem Gegenüber wird ein Nebeneinander.

Was das für den Hunger bedeutet? Nun ja, entweder, es vergeht einem der Appetit, oder man isst, um sich zu trösten. Gerade der Wunsch, eine Entfremdung wieder in jene verlorene Nähe umzuwandeln, die einen einst verband, führt oft dazu, dass wir besonders viel essen.

Um Spannungen vorzubeugen, gibt es noch eine ganz andere Möglichkeit: Man macht das Essen einfach zum gemeinsamen Hobby. Brillat-Savarin schreibt: »Wenn die Feinschmeckerei von beiden Partnern geteilt wird, hat sie einen entscheidenden Einfluss auf das Glück in der ehelichen Gemeinschaft.« Denn zwei feinschmeckerisch veranlagten Ehegatten böte sie zumindest einmal am Tag die Gelegenheit zusammenzutreffen. »Selbst wenn sie nicht im gleichen Bett schlafen – und das ist nicht selten der Fall – essen sie doch zumindest am selben Tisch. Sie verfügen über täglich wiederkehrende Gesprächsthemen und unterhalten sich nicht nur über das, was sie essen, sondern auch das, was sie gegessen haben, was sie essen werden, was sie bei anderen beobachtet haben, über Gerichte, die gerade Mode sind, über neue Erfindungen usw.«

Bekanntlich können gerade diese vermeintlich oberflächlichen Plaudereien sehr reizvoll sein. Überhaupt hat man den

Eindruck, dass Gespräche über Essen in den vergangenen Jahren stark zugenommen haben, wobei es nicht nur um die neuesten Restaurants mit syrischem Lamm-Walnuss-Kebab geht, sondern auch um ausgefallene Gerichte, die einer stundenlangen Zubereitung bedürfen und am vergangenen Wochenende ausprobiert worden sind. Nicht nur gemeinsames Essen verbindet, sondern auch das Reden darüber schafft Nähe.

Eine besondere Herausforderung stellen gemeinsame Gaumenfreuden mit Freunden beziehungsweise Lebenspartnern dar, die aus einer anderen Kultur kommen und andere Nahrungstabus und Abneigungen verinnerlicht haben als wir selbst. Gefüllte Meerschweinchen? Schweinchendampfnudeln? Oder wie wäre es mit frittierten Skorpionen? Da dürfte sich einer kulinarisch nach westlichem Vorbild sozialisierten Person wohl der Magen umdrehen. Andere Länder, andere Sitten. Wer beispielsweise einmal in China Urlaub gemacht hat, der weiß, wie wenig die chinesische Küche mit den China-Restaurants hierzulande zu tun hat. »Die Esskultur«, so der Wissenschafts- und Medizinhistoriker Dietrich von Engelhardt, »definiert für jedes Individuum ein Grobraster, innerhalb dessen Geschmacksvorlieben entwickelt werden können.« Dieses Grobraster stellt man sich am besten als eine Ansammlung loser Ernährungsvorschriften vor.

Überschreitungen des Grobrasters würden im Erziehungsprozess sozial diskriminiert (»Das isst man nicht!«, in Deutschland zum Beispiel auf Hundefleisch bezogen). Nach der Sozialisation innerhalb einer Esskultur sei das Grobraster über Lernerfahrungen so internalisiert, dass selbst auf unbeabsichtigte Überschreitungen mit Ekel und Unwohlsein reagiert werde. Etwa, wenn man erfährt, dass man gerade unwissentlich Pferd oder Katze gegessen hat.

Auch die Herkunft aus unterschiedlichen sozialen Schichten birgt Konfliktpotenzial. Kaufmann beschreibt in seinem Buch *Kochende Leidenschaft* das Paar Pauline und Benjamin. Benjamin kommt aus bescheidenen Verhältnissen und hat eine Angewohnheit, die Pauline regelmäßig auf die Palme bringt: »›Es gibt Dinge, die mich schockieren, zum Beispiel wenn jemand mit dem Messer isst, das macht mich wahnsinnig, und Benjamin tat dies, weil ihm die Erziehung fehlte. Das ist sehr intolerant von mir, sehr streng, aber ich kann nichts dafür.‹« Immer wieder weist Pauline Benjamin auf sein Verhalten hin, immer wieder ermahnt sie ihn, was oft in Streit ausartet. Pauline glaubt, an einer universellen Wahrheit – den guten Manieren – teilzuhaben und aus Liebe zu handeln, um Benjamin so zu formen, dass er in ihr Leben, also ihr soziales Milieu passt. Und Benjamin? Der fühlt sich und seine Familie erniedrigt. Als Pauline und Benjamin zum Essen bei Paulines Eltern geladen sind, ist der Eklat vorprogrammiert. Bereits ab dem ersten Bissen beobachtet Pauline ihren Partner argwöhnisch, registriert jede Geste, bis er es tatsächlich wieder tut: Benjamin schneidet ein Stück Käse ab und führt es mit dem Messer zum Mund. Paulines Eltern gehen über diesen Fauxpas souverän hinweg. Ganz anders Pauline. Sie erteilt ihrem Freund eine Lektion. Damit zeigt sie, wie sehr der Blick ihrer Eltern sie selbst dominiert, auch vor dem gekränkten Benjamin. »Das Essen hatte das Kräfteverhältnis zwischen den Gruppen deutlich gemacht, und es stand nicht zu seinen Gunsten. Er sprach sich anschließend mit Pauline aus. ›Ich sagte zu ihr: Ist das etwa gute Erziehung, sich jemanden vor allen Leuten vorzuknöpfen?‹«

Trotz aller Selbstbehauptungsversuche: Im Grunde hatte sich Benjamin längst geschlagen gegeben und über kurz oder lang würde er sich den Tischsitten im Hause seiner Schwiegereltern in spe wohl ohne Murren unterordnen. »Ein Aspekt der Zukunft des Paares hatte sich bei einem Essen in winzigen Kämpfen um den Tisch mit Blicken aus den Augenwinkeln, und der Art, wie man mit dem Besteck umging, entschieden. Ein einfaches Messer hatte dazu beigetragen, einem Schicksal eine Richtung zu geben.« Wie es mit der Beziehung von Pauline und Benjamin weiterging, darüber verrät Kaufmann nichts, aber es steht das Schlimmste zu befürchten.

In Gesellschaft essen wir mehr als allein. Wir sitzen – gehen wir einmal von einem heiteren Essen mit Freunden oder dem Partner aus – länger am Tisch, als wir es allein täten, lassen uns zu einer zweiten Portion hinreißen, plaudern, lachen, sind unaufmerksam. Sitzen wir mit einer Gruppe zusammen, deren Mitglieder ihr Essen eilig hinunterschlingt, passen wir uns automatisch an das Tempo an. Bestellen die anderen eine Apfelsaftschorle, nimmt man von einem Bier lieber Abstand. Ist unser Gegenüber dick, essen wir mehr. Wenn der Kellner übrigens jede einzelne Person nach ihren Wünschen fragt, erhöht dies die Wahrscheinlichkeit, dass sich alle am Tisch für ein Gericht derselben Menü-Kategorie entscheiden. »Menschen wollen sich zwar voneinander unterscheiden – aber nicht zu sehr«, sagt Brenna Ellison von der Universität Illinois. Wir wollen in die Gruppe passen und nicht aus der Reihe fallen. In der Psychologie wird diese unbewusste Neigung, fremde Verhaltensweisen zu imitieren, auch als »Chamäleon-Effekt« bezeichnet.

Im Eifer des Gefechts geht leicht unter, was und wie viel wir eigentlich essen, zumal, wenn der Kellner ständig neue, kleine Gerichte reicht, die verlockend aussehen und köstlich riechen. Ein paar Oliven hier, eine Scheibe geröstetes Weißbrot mit Basilikum-Tomaten-Dip da, etwas von dem hauchdünnen Serrano-Schinken, ein wenig Melone und erst die Pasta … Was das umgerechnet in Zahlen bedeutet? Nun, der Psychologieprofessor John de Castro hat nachgewiesen, dass unser Essverhalten in Gemeinschaft fast schon mathematisch berechenbar ist. »Wenn man in Gesellschaft eines anderen Menschen isst, verzehrt man im Schnitt 35 Prozent mehr, als man es allein tun würde. Zusammen mit sieben oder mehr Tischgenossen isst man beinahe doppelt so viel, mit vieren landet man in der Mitte zwischen diesen beiden Extremen, bei etwa 75 Prozent mehr Kalorien.« Und das nicht nur, weil es so gut schmeckt, wir sind schlicht ständig abgelenkt.

Als Brian Wansink und sein Team die Gäste eines italienischen Restaurants nach ihrem Brotkonsum befragten, stellten sie fest, dass sich 31 Prozent der Befragten schon fünf Minuten nach dem Essen nicht mehr daran erinnern konnten, wie viel Brot sie zu sich genommen hatten. 12 Prozent bestritten, überhaupt welches gegessen zu haben. Was wir essen, ist in der Regel fort, und es scheint, die Erinnerung daran gleich mit. Anders verhält es sich bei Chicken Wings. Drei Chicken Wings, drei Knochen, sieben Chicken Wings, sieben Knochen. Wie stark die sichtbaren Knochen den Konsum beeinflussen, untersuchte Wansink bei einem Versuch mit 53 Studenten, die er in eine Sportkneipe zum Gucken des Superbowls einlud. Es gab Chicken Wings gratis und einen großen Fernsehapparat. Die Bedienung wurde angewiesen, die Schüssel mit den Knochen von der Hälfte der Tische abzuräumen und bei der anderen Hälfte stehen zu lassen. Das Ergebnis: Wurden die Tische abgeräumt, aßen die Studenten immer weiter. Im Schnitt verzehrten sie sieben Hähnchenflügel pro Person. Die Probanden an den Tischen, wo sich die Knochen stapelten, waren weniger gierig. Sie aßen im Schnitt zwei Hähnchenflügel und damit nur 28 Prozent so viel wie die andere Gruppe. Aus den Augen, aus dem Sinn also.

Nahrungsaufnahme und Sexualität sind menschliche Triebe, die aufs Schönste zueinanderkommen können. Verliebte haben einander zum Fressen gern, möchten sich gegenseitig vernaschen, mit Haut und Haar verschlingen. Man findet den anderen zum Anbeißen süß (also süchtig machend), heiß, scharf, so hart zu knacken wie eine Nuss und so weiter. In dem Ärzte-Song *Elke* gibt es folgende – zugegeben nicht ganz so romantische – Zeilen: »Sie sah aus wie ein Stück Pizza, sie war wunderschön …«, »Sie ist ein echter Brocken, drei Meter im Kubik. Sie sieht aus wie Putenbrust mit Gurke in Aspik«, »Ich war mit Elke essen, ganz schick mit Kerzenschein. Ich aß ein bisschen Tofu, sie aß ein ganzes Schwein.« Kurz gesagt: Essen und Sex liegen nah beieinander. Man denke nur an all die mit Geschlechtsorganen assoziierten Nahrungsmittel wie Austern, Bananen oder geöffnete, fleischige Feigen. Jede Volksmedizin hat ihre Aphrodisiaka, vermeintliche Lustmacher und potenzsteigernde Wundermittel wie Gingseng, Zimt (dessen Wirkung bereits in der Antike bekannt war), Ingwer (besonders im asiatischen Raum), Maca-Knollenfrüchte (die in den Hochanden wachsen und auch »Viagra der Inka« genannt werden), Muira Puama (eine Pflanze aus Brasilien), Safran, Austern und und und.

Die lustvolle Sinnlichkeit, die wir beim Essen und Trinken und beim Sex erleben, beschreibt der Ernährungssoziologe Daniel Kofahl als »extrem körperlich und zeitlich begrenzt, flüchtig, vorrational und oft genug irrational.« Sie sei ausufernd und immer übergriffig auf andere Lebensmittel und andere Menschen und gleichzeitig vielfach kultiviert sowie von Menschenhand hergestellt: »Durch die Phasen des Herauszögerns, der Inszenierung, der Pflege und der Ernte, ja sogar in Bezug auf die Beseitigung der Spuren, sei es beim Abwasch dreckigen Geschirrs oder des Waschens verschwitzter Laken. Essen und Sex sind zudem extrem vergemeinschaftend.«

Und: In einer zu hohen Dosis genossen, können sie vernichten. 1973 lief ein Film in den französischen Kinos an, dem der Ruf des »neuesten Schockers aus Paris« vorauseilte: *Das große Fressen* von Marco Ferreri. Eine gigantische, hemmungslose Orgie, eine einzige Völlerei – es wird gefressen und gevögelt (»eine Frau, die das Essen liebt, liebt auch das andere«, heißt es einmal), beides ausgiebig und mit großer Gier, wobei die Erotik auf der Strecke bleibt. Sonderlich appetitlich präsentieren sich die vier Herren, die sich in eine Villa vor den Toren von Paris zurückgezogen haben, um ein letztes Mal ordentlich die Sau rauszulassen, bevor sie den Löffel abgeben, nicht. Auf Sitten und Manieren pfeifen die lebensmüden Männer mehr und mehr, nichts Körperliches ist ihnen fremd, weshalb beherzt gefurzt wird. Vom Schmatzen und Rülpsen ganz zu Schweigen.

Sinnlicher und ästhetischer geht es in dem Film *9 ½ Wochen* aus dem Jahr 1986 zu. In einer Szene sitzt Elizabeth (Kim Basinger) mit geschlossenen Augen vor dem Kühlschrank, während John (Mickey Rourke) sie mit rotem Wackelpudding,

Oliven und Honig füttert. Gut endet aber auch diese Liaison trotz aller sexuell-kulinarischer Experimente nicht.

Beim Thema Essen und Sex gibt es freilich auch viele amüsante Studien, weshalb hier noch eine aus Australien erwähnt werden soll. Untersucht wurde, inwiefern Lust auf Sex und Lust auf ein Steak zusammenhängen. Die 1600 Probanden und Probandinnen bekamen entweder (sexy) Bilder von leicht bekleideten Menschen zu sehen oder sexuell uninteressante Landschaftsbilder. Danach konnten die Studienteilnehmer zwischen zwei Gerichten wählen, einem fleischlosen und einem mit Fleisch.

Das Ergebnis: Männer, die leicht bekleidete Frauen gesehen hatten, entschieden sich deutlich häufiger für das Fleischgericht als ihre Geschlechtsgenossen, die Landschaften betrachtet hatten. Und die Frauen zogen, hatten sie Lust auf Sex, das vegetarische Gericht dem Fleisch vor. Die Forscherinnen erklärten das wie folgt: Ein Mann, der attraktiv auf eine umworbene Frau wirken wollte, verhalte sich besonders männlich, wozu auch der Fleischkonsum gehört.

Diese Studie liegt allerdings schon einige Jahre zurück, fand also zu einer Zeit statt, in der das Fleischessen noch mehr Sex-Appeal hatte als heute – ganz zu schweigen von all den anderen wichtigen Informationen über das Liebesleben der Probanden, die die Studie gar nicht berücksichtigt.

Nun mögen weder Studien wie diese noch grotesk orgiastische Filme die dem Essen innewohnende Sinnlichkeit auch nur streifen. Wahr ist allerdings auch, dass in Zeiten selbstauferlegter Ernährungsregimes und des ständigen Kalorienzählens die Lust am Essen oft auf der Strecke bleibt – und damit leider auch dessen erotische Komponente. Es ist also an der

Zeit, das Genießen neu zu zelebrieren, ja überhaupt erst wiederzuentdecken und dabei gleichsam den erotischen Spielraum zu vermessen.

GEDANKENHUNGER Es gibt eine aufschlussreiche Umfrage, die der amerikanische Psychologe Paul Rozin vor einigen Jahren durchführte und die zeigt, wie verkrampft wir inzwischen mit unserer Ernährung umgehen. Die Teilnehmer sollten sich vorstellen, dass sie ein Jahr auf eine einsame Insel auswandern, auf der es weder Supermärkte noch Fast-Food-Buden gibt, und aus verschiedenen Nahrungsmitteln jenes auswählen, von dem sie glaubten, dass es ihr Überleben am besten sichern würde. Im Angebot waren: 1. Mais, 2. Alfalfa-Sprossen, 3. Hotdogs, 4. Spinat, 5. Pfirsiche, 6. Bananen, 7. Milchschokolade. Ganz vorne in der Auswertung lagen die Bananen, von denen 42 Prozent der Befragten glaubten, damit auf der sicheren Seite zu sein, gefolgt von Spinat (27 Prozent), Mais (12 Prozent), Alfalfa-Sprossen (7 Prozent), Pfirsichen (5 Prozent), Hotdogs (4 Prozent) und Milchschokolade (3 Prozent). Insgesamt entschieden sich damit nur 7 Prozent für jene Nahrungsmittel, die die Chance, auf der Insel zu überleben, wahrscheinlich machen: Hotdogs und Milchschokolade.

Beide sind reich an Fetten und Kohlenhydraten und können damit unsere Energievorräte perfekt auffüllen. Auf der einsamen Insel geht es ja ums Überleben und nicht ums Abnehmen oder um eine gesunde Ernährung. Bananen sorgen mit der Aminosäure L-Tryptophan, Baustein des Wohlfühlhormons Serotonin, allenfalls für ein kurzfristiges Stimmungshoch. Das Ergebnis der Studie zeigt, wie sehr wir, unabhängig vom Kontext, dazu neigen, Nahrungsmittel in »gut« und

»böse«, »gesund« und »ungesund«, »darf man essen, »darf man nicht essen« einzuteilen. Fett, schreibt Rozin, scheint in unserer Ernährungsvorstellung selbst in geringen Mengen die Rolle eines Gifts übernommen zu haben.

Wobei Fette, wie eingangs erwähnt, nicht gleich Fette sind, auch hier gilt es, zu differenzieren, anstatt panisch an Gewichtszunahme und Herz-Kreislauf-Probleme zu denken. »Wenn man sich so viele Sorgen um die eigene Ernährung macht, kann das nicht gesund sein«, so Rozin.

Von einer Krise des Essens spricht die Kulturwissenschaftlerin Nicole M. Wilk. Angesichts veränderten Essverhaltens und sich neu formierender Tischsitten lasse sich Essen nicht mehr als Zeichen deuten, Sicherheiten seien verloren gegangen. Seit den Achtzigerjahren sei mehr und mehr das, was man nicht sieht, in den Mittelpunkt gerückt – womit wir wieder bei Rozins konstatierter Verunsicherung wären: »Unsichtbare Inhaltsstoffe, mehrfach klassifizierte Fettsäuren, gute und böse Cholesterine, genetisch veränderte Zutaten sowie ›Negationseffekte‹, die die Ernährungsstile heute stärker prägen als die traditionelle Küche einer Kultur.«

Kurz: Unser Verhältnis zum Essen ist kompliziert und damit leider extrem unentspannt.

Dass Ernährung auch ein soziales Statement ist, bisweilen perfekt inszeniert auf sämtlichen Social Media Kanälen, verkompliziert die tägliche Kalorien- und Vitaminzufuhr. Der Ernährungspsychologe Thomas Ellrott definiert den Essenstrend unserer Zeit: Individualisierung. *Das* Essverhalten der Deutschen gebe es nicht mehr. »Es gibt nur noch das Essverhalten jedes Einzelnen von knapp 80 Millionen Einwohnern. Und es gibt immer mehr Extreme – zum Beispiel Männer, die ihre

Männlichkeit über teures Beef inszenieren. Auf der anderen Seite der Scala gibt es die Hardcore-Veganer, auch das können Männer sein. Häufiger aber sind es Frauen.«

Wahrscheinlich sehen sich die meisten von uns als Menschen, die ihre Essensentscheidung auf der Grundlage leicht verfügbarer wissenschaftlicher Erkenntnisse treffen: Viel Gemüse ist gesund, Obst ist es auch, und man sollte täglich zwei bis drei Liter Wasser trinken oder ungesüßte Kräutertees.

Kurz gesagt: Man fühlt sich, als sei man tatsächlich (meistens) Herr im eigenen Haus. Wie sehr wir uns leider oft den Appetit, ja die Lust am Essen überhaupt verderben lassen, zeigt ein simpler Selbstversuch. Man beobachte sich einfach mal einen Tag lang konsequent, notiert seine Gedanken vor der Kuchentheke, im Supermarkt, beim Mittag- und Abendessen, beim Nachmittagstief, beim Kinobesuch und so weiter. Bei dieser kleinen Achtsamkeitsübung stellen wir womöglich eine Art Selbstbefragungsterror fest, der in etwa so aussehen könnte:

Soll ich wirklich das Marzipan-Croissant nehmen oder doch besser ein Vollkornbrötchen? (Aber ich habe doch schon so lange kein Marzipancroissant mehr gegessen!). Die Kugel Eis habe ich mir verdient. Und mein Eisenhaushalt? Vielleicht zur Abwechslung mal einen richtig fettigen Burger mit Pommes, Ketchup und Mayo, obwohl rotes Fleisch ja so ungesund ist (und Pommes sowieso) ... Brokkoli stand schon viel zu lange nicht mehr auf dem Speiseplan, aber dummerweise schmeckt er eben fürchterlich. Muss ich mich trotzdem zum Brokkoli-Verzehr zwingen? Wie soll einem das eigentlich gelingen, die täglich empfohlenen fünf Portionen Obst und Gemüse zu essen? Und wie viele Tassen Kaffee sind gleich noch mal von wissenschaftlicher Seite her abgesegnet?

Wir stehen nicht nur im Dickicht der Ernährungsempfehlungen, ständig gefüttert mit neuen Trends und Hypes und Diäten, die behaupten, schlank, schlau und glücklich zu machen, wir stehen uns auch selbst im Weg. Anstatt unsere Sinne für die wahren Bedürfnisse unseres Körpers und Geistes zu schärfen, lassen wir uns von Kalorienangaben, Makro- und Mikronährstoffen, Superfood-Gerede kirre machen.

Zum Beispiel Detox, eines der magischen Wörter im Ernährungskosmos, eine Art Peeling für das vermeintlich dauerverschmutzte Körperinnere des modernen Menschen. Überall – besonders bei prominenten Bloggern wie der oscarprämierten Schauspielerin Gwyneth Paltrow, die sich inzwischen mit eher fragwürdigen Tipps auf ihrer Internetseite *Goop* (aus der inzwischen ein millionenschweres Unternehmen geworden ist) hervortut, ist von der Notwendigkeit der Körperreinigung die Rede. Der Mensch sündigt, er isst Süßes und Weizen, trinkt Kaffee und Alkohol, stopft Burger in sich rein, mag Kekse und übersäuert durch seine miserablen Gewohnheiten den Körper. Detox ist die moderne Buße. Das ist die denkbar beste Werbung, und sie beschert der Industrie ein Milliardengeschäft. Die Wahrheit ist, dass ein gesunder Körper nicht regelmäßig entgiftet werden muss, weil er über ein fast perfekt arbeitendes organisches Reinigungssystem verfügt, das seinen Dienst Tag und Nacht erledigt. Sollte der Körper tatsächlich vergiftet sein, hilft ein grüner Smoothie sicherlich nicht weiter.

Ein weiteres Beispiel: Sobald Popeye magische Kräfte brauchte, öffnete er eine Büchse Spinat, verschlang das Gemüse, und prompt wuchsen ihm gigantische Muskeln. Spinat war Popeyes Superfood. Müsste man dem Matrosen ein neues, zeitgemäßeres Wunderlebensmittel andichten, wäre es wohl die Knochenbrühe. Aber keine ordinäre, kurz und lieblos gekochte, sondern ein mit Ingwer, Thymian, Sellerie, Karotten und allem Möglichen sonst verfeinerter Trunk aus Bio-Knochen von Weiderindern oder glücklichen, freilaufenden Hühnern. Die Zubereitungszeit sollte bei mindestens 18 Stunden liegen, dann entfaltet die Brühe ihre wundersamen Kräfte. Knochenbrühe, so das Marketingversprechen, stärkt Knochen und Gewebe, ist eine großartige Mineralstoffquelle, wirkt positiv auf das Immunsystem, kurbelt die Verdauung an und zaubert schöne Haut, schöne Haare und schöne Nägel.

Ebenso wie Chia-Samen oder Goji-Beeren profitiert die Knochenbrühe davon, dass Lebensmittel heutzutage auch Lifestyle-Statements sind. Man ist, was man isst – oder eben trinkt. Indem Marketingexperten auf den gesunden Lebensstil vermeintlicher Ernährungsgurus verweisen, machen sie sich den »Halo Effekt« zunutze. *Halo* stammt aus dem Englischen und lässt sich mit Heiligenschein übersetzen. Dieser Überstrahlungseffekt prominenter Persönlichkeiten blendet uns gehörig. Er verzerrt den Blick auf die Realität und suggeriert, dass die Werbeträger über fachliche Kompetenzen verfügen, die sie in der Regel gar nicht haben. Dass auch die Produktverpackung eine große Rolle spielt, versteht sich von selbst. Je minimalistischer, desto besser. Im offenen Küchenregal macht sich ein Smoothiemixer besser als eine Dose Ravioli. So oberflächlich das auch klingen mag, in Zeiten der *Trophy Kitchen* ist dieser Aspekt nicht unerheblich.

Wie gesund ist die Knochenbrühe nun tatsächlich? Dass sie kein Wundermittel ist, ganz egal, wie lange sie auf dem

Herd vor sich hin köchelt, liegt auf der Hand. Der Ernährungswissenschaftler Bernhard Watzl vom Max Rubner-Institut in Karlsruhe brachte es in einem Interview auf den Punkt. Die Brühe sei »ein traditionelles, gutes Lebensmittel«. Nicht mehr und nicht weniger. Und die Stärkung der Knochen? »Die Vorstellung, dass Kollagen aus den Tierknochen herausgekocht wird und über die Suppe direkt in die Knochen des Menschen wandert und diese stärkt, ist ganz sicher zu einfach.« Dafür sei unser Stoffwechsel schlicht zu kompliziert. Und das Kollagen? »Ob man nun Brühe trinkt oder ein Steak isst, dürfte dabei auch keinen großen Unterschied machen, der Stoff steckt in jedem tierischen Gewebe.«

Oder nehmen wir das Salz. Wer sein Essen kräftig salzt, lebt ungesund: Diese simple Botschaft hatte bislang etwas zutiefst Beruhigendes; denn wenn das Essen fad geraten war, wusste man zumindest: nachsalzen ja, aber bloß nicht zu viel! Auf der Seite der Deutschen Gesellschaft für Ernährung heißt es: »Würzen Sie kreativ mit Kräutern und Gewürzen und wenig Salz« – was auch immer »wenig« genau bedeutet. »Wenn Sie Salz verwenden, dann angereichert mit Jod und Fluorid.«

Die Zeiten des überkritischen Salzkonsums sind allerdings womöglich vorbei.

Nach wie vor gilt zwar, dass zu viel Salz den Druck in den Blutgefäßen erhöht – gleichzeitig zeigen Studien der vergangenen Jahre, dass zu wenig Salz eben auch keine gesunde Lösung ist, und das selbst für Menschen, die unter einem hohen Blutdruck leiden. In einer groß angelegten Studie wertete ein Forscherteam die Daten von mehr als 130 000 Probanden aus 49 Ländern aus und kam zu dem Ergebnis, dass ein Salzkonsum, der 3 Gramm pro Tag unterschreitet, zu mehr Herzinfarkten und Schlaganfällen führt – unabhängig vom Blutdruck. Für viele Experten dürfte diese Wendung überraschend sein.

Hierzulande allerdings essen wir definitiv zu viel Salz: Laut dem Deutschen Erwachsenen Gesundheitssurvey aus dem Jahr 2014 sind es bei Frauen im Schnitt 8,4 Gramm und bei Männern zehn Gramm täglich.

Anstatt sich jedoch auf einen einzelnen Wert zu fokussieren, sollte man stets die gesamte Gesundheit in den Blick nehmen – was erst einmal nicht nach einem revolutionären Rat klingt. Andererseits neigen wir, zumal in einer Zeit, da wir permanent mit Informationen überflutet werden, wie wir gesünder kochen, essen und leben können, zur Vereinfachung. Anstatt das Gelesene (oder Gehörte) kritisch auf seinen Wahrheitsgehalt und Nutzen für uns selbst abzuklopfen, wählen wir gern den bequemen Weg und freuen uns über klare Richtlinien. Aufgewachsen mit der Lebensmittelpyramide und befeuert durch Angst schürende Parolen (Weizen, Gluten etc.) tendiert unser Blick wie bereits erwähnt dazu, Lebensmittel in gut und böse zu unterteilen. Dabei ist wissenschaftlich bewiesen, dass das, was dem einen guttut, dem anderen nicht automatisch auch guttut, im Gegenteil.

Unseren Gedankenhunger stumm zu stellen, als handele es sich um ein Radioprogramm, das man, um der weiteren Beschallung zu entgehen, einfach ausschalten müsse, ist ein Ding der Unmöglichkeit. Aber darum geht es auch gar nicht. Vielmehr ist schon einiges gewonnen, wenn es gelingt, die Gedanken einzuhegen, sie zu sortieren und ihnen ihre quälende Lautstärke zu nehmen. Seinen inneren Kritiker zu durchschauen und sich von ihm nicht in die Irre führen zu lassen, ist ein zentraler Aspekt von Achtsamkeit.

Echte Achtsamkeitsprofis zielen selbstverständlich nicht auf ein gedimmtes Gedankenkonzert, sondern geben sich nur mit einem absolut ruhigen Geist zufrieden. Oder, wie die Achtsamkeitsexpertin Bays es formuliert: Erst,»wenn die vielen, sich widersprechenden Stimmen zum Thema Essen still sind, wenn sich die Gewahrseinsfunktion gegen die Denkfunktion durchsetzt, können wir beim Essen ganz präsent sein.«

DAS GEGENTEIL VON HUNGER:
WANN IST MAN EIGENTLICH SATT?

Die Okinawa-Japaner befolgen die bereits erwähnte kluge Achtsamkeitsregel »Hara Hachi Bu«, was so viel heißt wie: Höre auf zu essen, wenn dein Magen zu achtzig Prozent gefüllt ist.

Das klingt vernünftig und relativ simpel, ist es aber nicht. Denn woran merkt man überhaupt, dass man satt ist? Ist es der Augenblick, in dem sich der Magen mit einem unangenehmen Gefühl meldet? Oder erkennt man an einem leer gegessenen Teller oder einem Berg abgenagter Hühnerknochen, dass jetzt wirklich Schluss ist? Für die meisten ist wohl ein fühlbar gefüllter Magen das sicherste Sättigungszeichen. Allerdings ist dabei zu beachten, dass sich der Magen durch unablässiges Essen stark dehnen kann. Tatsächlich ist der Magen ein Hohlorgan und ähnlich trainierbar wie ein Muskel. Binnen kurzer

Zeit kann sich seine Aufnahmekapazität theoretisch verdoppeln, was fast ein bisschen unheimlich ist.

Der Wissenschaftler Allan Geliebter von der Columbia Universität New York ließ in einem wegweisenden Experiment in den Achtzigerjahren in die Mägen seiner Versuchsteilnehmer Ballons einführen und diese in 100-Milliliter-Schritten mit Wasser füllen. Nach jeder Steigerungsstufe beschrieben die Probanden ihr Völlegefühl. Bei schlanken Menschen endete die Aufnahmekapazität bei einem Magenvolumen von etwa 1100 ml, bei dicken Menschen erst bei 2200 ml und sogar darüber hinaus.

Es ist also nicht ratsam, allein dem Dehnungssignal seiner Magenwand zu vertrauen. Schnell isst man nämlich schlicht zu viel und fühlt sich miserabel. Unser Körper befragt allerdings noch weitere Informationsquellen zu unserem Sättigungsgrad, beispielsweise die Nährstoffdichte von Nahrungsmitteln. Von etwas Schokolade wird zum Beispiel nicht unbedingt der Magen gedehnt, man sättigt dadurch aber trotzdem spürbar den körpereigenen Bedarf an Kohlenhydraten und Fetten.

Eine wichtige Rolle spielt auch das schon mehrfach erwähnte Hormon Ghrelin. In der Magenschleimhaut freigesetzt entfaltet es seine Wirkung schlussendlich im Gehirn, wo es komplexe Prozesse wie Hunger, Schlaf, Sucht und Sättigung beeinflusst.

Doch bis hormongesteuerte Sättigungssignale das Gehirn erreichen und den Befehl erteilen, mit dem Essen aufzuhören, dauert es eine ganze Weile – nämlich bis zu zwanzig Minuten. Eine Zeitspanne, in der ein Schnellesser locker zwei Burger verspeisen kann.

Der buddhistische Mönch Ajahn Chah gab folgenden Ratschlag: »Wenn Sie glauben, dass Sie nach fünf weiteren Bissen satt sein werden, hören Sie auf zu essen und trinken Sie etwas Wasser, dann haben Sie genau die rechte Menge gegessen. Wenn Sie danach sitzen oder gehen, werden Sie sich nicht schwer fühlen. Doch so verhalten wir uns normalerweise nicht. Wenn wir uns satt fühlen, essen wir noch fünf Bissen. Unser Geist fordert uns dazu auf. Er weiß nicht, wie er sich selbst lehren soll. Jemand, dem es an dem ernsten Wunsch, seinen Geist zu unterrichten, mangelt, wird es nicht schaffen können. Beobachten Sie ständig Ihren Geist.«

Es gibt interessante Studien darüber, wie schnell sich in auf Effizienz getrimmten Gesellschaften lebende Menschen im Alltag fortbewegen. Im globalen Durchschnitt, das fand der britische Psychologe Richard Wiseman heraus, hat das Gehtempo zwischen den Neunzigerjahren und 2007 um zwanzig Prozent zugenommen, wobei es in asiatischen Metropolen besonders schnell zugeht. Mit der Essgeschwindigkeit verhält es sich ganz ähnlich, zumal wir in einer to-go-Kultur leben, die das Nebenbei-Essen zelebriert, was das Gegenteil einer achtsamen Ernährungsphilosophie ist. Wo wir gehen und stehen, wird gefühlt überall gegessen, an der Pommesbude, in der S-Bahn, manchmal sogar während des Fahrradfahrens. Wer heute ausgeht, der isst in der Regel auch etwas, und seien es nur die zum Drink gereichten salzigen Nüsse und Chips. Ein Kinobesuch, so der Ethnograph Phillip Vannini, sei ohne Popcorn kein richtiges Kinoerlebnis mehr, am Strand gibt's Eis, im Park ein Stück Kuchen. Neu ist diese Kultur indes nicht, im Gegenteil, auch im antiken Griechenland und in Rom fand man gefallen am Snacken, wobei es sich nicht um Smoothie-

Bowls oder Croissants handelte, sondern um Bratfisch, gesalzene Erbsen und Brote. Den Grundstein für die heutige Imbisskultur legte die Industrialisierung. In England entstanden rund um die Fabriken und Arbeitersiedlungen tausende Fish-&-Chips-Buden. Deutschlands Würstchenbuden etablierten sich erst nach dem Zweiten Weltkrieg. Die Sechzigerjahre läuteten schließlich endgültig den Siegeszug der großen Fast-Food-Ketten ein.

Der Schweizer Kulturwissenschaftler Walter Leimgruber sieht den zivilisatorisch so wichtigen Disziplinierungsprozess durch den Gebrauch von Besteck nicht nur zu einem Ende gekommen, sondern sich gar umkehren. »Wie anders« fragt er, »ist zu erklären, dass alle Eliasschen Regeln, die Tischmanieren, das Essen mit Messer und Gabel, zunehmend verschwinden und unregulierter Nahrungsaufnahme an allen möglichen Orten Platz machen? Häufig wird nicht mehr bewusst wahrgenommen, wie etwas riecht oder schmeckt.«

Laut Food-Report 2020 der Trendforscherin Hanni Rützler ist die »Snackification« unserer Esskultur einer der Mega-Trends und »Ausdruck einer flexibleren, spontaneren und individuelleren Gesellschaft.« Gemeint sind allerdings weder Süßigkeiten noch der schnell auf dem Weg zum Bahnhofsgleis verschlungene Hot Dog, sondern kleine, gesunde Zwischenmahlzeiten, Ramen, vegane und vegetarische Gerichte, Bowls. Auch wenn in Wien Restaurants traditionell zubereitete Innereien wie gebackenes Bries, Hirn mit Ei oder geröstete Nieren als Häppchen anbieten, spielt Gemüse bei der Snackification eine Hauptrolle (wobei es sich hier vor allem um die Gewohnheiten der sozialen Mittelklasse beziehungsweise der gehobenen Mittelklasse handelt).

Ärgerlicherweise mag der Körper das Snacken überhaupt nicht, nicht einmal, wenn es sich um gesunde Häppchen handelt. Die jahrzehntelang gepredigte Formel der vielen kleinen Mahlzeiten am Tag ist inzwischen überholt. Neue Untersuchungen zeigen, dass unser Körper durch die ständige Befeuerung mit Essen nicht mehr zur Ruhe kommt und deshalb die wichtigen Aufräumarbeiten nicht anschmeißen kann. Suggeriert wird einem freilich das Gegenteil, weil die Nahrungsmittelindustrie mehr verdient, wenn wir unsere täglichen Kalorien in Form von zehn kleinen Mahlzeiten zu uns nehmen.

Verwöhnt durch die paradiesische Ernährungslandschaft, in der wir leben und durch die wir uns so gern verführen lassen, sind wir es gewohnt, unseren Hunger sofort zu stillen – und zwar ohne krampfartige Zuckungen, Nervosität, Kopfschmerzen oder Schwindelanfälle durchzustehen. Mehr noch: Von kulinarischen Reizen überflutet neigen wir dazu, beim ersten Anzeichen von Appetit von Hunger zu sprechen. Die Werbung nennt es »den kleinen Hunger zwischendurch«. Daniel Cappon, der bereits 1973 ein Buch über die Psychologie des Appetits veröffentlicht hat, schreibt: »Der Appetit eines Individuums ist sein Wunsch und seine Neigung zu essen, sein Interesse an der Nahrungsaufnahme. Essen ist etwas, das eine Person tut. Appetit ist das, was sie fühlt, dass sie tun möchte, hauptsächlich ein psychologischer Zustand.« Wir essen aus Lust, aus Langeweile, um eine bestimmte Stimmung zu erzeugen, Traurigkeit zu vertreiben oder uns zu belohnen. Meist kommt die Freude am Essen vor dem Hunger. Dass dieser Luxus überhaupt möglich ist, ist erst einmal ein Glücksfall. Was jedoch den Hunger betrifft, birgt die ständige Befriedigung des

Appetits, das pure Lustessen also – ganz abgesehen von den gesundheitlichen Folgen –, die Gefahr, dass wir uns einreden, unser Körper leide unter einem Energiedefizit, obwohl es ihm hervorragend geht. Der amerikanische Psychologe Michael Lowe spricht vom »hedonischen Hunger« und rät jenen, die ihr Verlangen nach Schokolade, Chips, Tiramisu und so weiter nur schwer zügeln können, in Zukunft einfach keine Nahrungsmittel mehr einzukaufen, die einen schwach werden lassen. Nach dem Motto: Was es nicht in meiner Küche gibt, das kann ich auch nicht essen.

Es gibt Menschen, die auf Reisen davor Angst haben, zu verhungern beziehungsweise plötzlich von Hungergefühlen übermannt zu werden, weshalb sie immer etwas zu Essen bei sich haben – Croissants, Bananen, Müsliriegel, Schokolade oder Nüsse. Ihnen ist es unmöglich, ohne Proviant in einem Hotelzimmer zu schlafen, selbst wenn es einen 24-stündigen-Roomservice und eine Mini-Bar gibt.

Ein besonderes Beispiel für dieses Verhalten ist der nächtliche Hunger. Wissenschaftler vermuten dahinter eine Unterversorgung des Gehirns mit Glukose, woraufhin das uns wachhaltende Hormon Oxerin ausgeschüttet wird. Unterschieden werden müssen gelegentliche Hungerattacken vom »Night Eating Syndrom« (NES), bei dem die Betroffenen, deren Nahrungsaufnahme sich in die späten Abendstunden verschoben hat, manchmal mehrmals pro Nacht ganze Mahlzeiten zu sich nehmen, die in der Regel reich an Kohlenhydraten und arm an Proteinen sind. Manche stehen einmal nachts auf, andere bis zu fünfmal. Gegessen wird anfallartig, ohne Genuss und begleitet von einem schlechten Gewissen, die Kontrolle zu verlieren.

»Durch das nächtliche Essen kommt es vor allem zu Störungen des Hormonhaushalts von Melatonin und Kortisol. Darin liegen auf Dauer die gesundheitlichen Folgen von NES, denn ein hoher Cortisolspiegel hat großen Einfluss auf die Entstehung von Übergewicht, Diabetes Typ 2, Bluthochdruck und hohen Cholesterinwerten. Auch die auftretenden Schlafstörungen begünstigen die Entstehung stressbedingter Erkrankungen und Gewichtszunahme. Begleitet wird das Night Eating Syndrom häufig von Depressionen, Angstzuständen und einer erhöhten Neigung zu Suchtverhalten«, heißt es auf der Homepage des Beratungszentrums Ess-Störungen Leipzig.

Bislang konnten Wissenschaftler die Ursachen nächtlicher Ess-Attacken zwar noch nicht eindeutig nachweisen, Untersuchungen weisen jedoch darauf hin, dass die Gene bei den Heißhungerattacken eine Rolle spielen, weil NES oft gehäuft in Familien auftritt. Verstärkend scheint auf das zügellose Verlangen nach nächtlicher Nahrung indes psychischer Stress sowie eine Fehlregulation von Hormonen zu wirken.

Wer unter dem »Night Eating Syndrom« leidet, sollte sich unbedingt professionelle Hilfe holen, denn oft verbergen sich hinter dieser Essstörung schwerwiegende psychische Probleme.

Nicht alle, die im Gepäck stets vier Packungen Cracker und ein Kilo Bananen mit sich herumschleppen, müssen freilich zum Arzt, sondern können erst einmal Folgendes versuchen: Die Menge der mitgeführten Nahrungsmittel nach und nach zu reduzieren, bis man irgendwann vielleicht nur noch eine kleine Packung Studentenfutter in der Handtasche hat – und gegen die ist ganz und gar nichts einzuwenden.

Ein Ort, der Hunger begünstigt und einem zufriedenen Sattheitsgefühl im Wege steht, ist die sogenannte *Trophy Kitchen*. Eine luxuriöse Küche mit Arbeitsplatten aus Granit, Marmor oder Quartz, voller Edelstahl und professioneller Küchengeräte mag ein Statussymbol sein, aber auch ein Ort der ständigen Verführung. Sie erhöht die Wahrscheinlichkeit des Futterns. Je wohler wir uns in unserer Küche fühlen, desto länger halten wir uns in ihr auf und desto eher öffnen wir die Kühlschranktür oder greifen zu dem, was vor uns steht. Für Brian Wansink, Autor des Buchs *Slim by Design*, sind Luxusküchen Ausdruck einer ohne Sinn und Verstand essenden Gesellschaft. Sollte in Ihrer Küche ein Sofa stehen, würde Wansink raten, es rauszuschmeißen. Dasselbe gilt für einen Fernsehapparat. Gemütliches Licht? Schlecht. Eine Ladestation für das iPad? Auch schlecht. Herrscht Reizüberflutung? Stehen Chips, Nutella, Cornflakes, Kekse offen herum, während Obst und Gemüse eher versteckt sind? Besonders schlecht.

Bee Wilson, Autorin des Buchs *Essen lernen*, schwört für ein zuverlässiges Sattheitsgefühl auf kleine Teller. »Manchmal, wenn ich am Ende einer Mahlzeit eigentlich schon satt bin, aber immer noch riesigen Appetit auf etwas Süßes zum Nachtisch habe, hole ich meinen winzigen Teller aus dem Regal – eine der blauweißen Porzellanschalen, die es in jedem chinesischen Supermarkt zu kaufen gibt, um Saucen darin zu servieren – und gebe das drauf, wonach mich gerade gelüstet: schweren, dunklen Schokoladenkuchen, Vanilleeis mit karamellisierten Mandeln, klebrigen Lebkuchen. Es spielt keine Rolle, wie voll ich den Teller mache, denn die Portion wird jedes Mal winzig sein.« Als sie diese Methode zum ersten Mal ausprobierte, war sie skeptisch. War sie wirklich so unreif, sich von einem kleineren Teller austricksen zu lassen? »Ja, das war ich«, sagt Wilson.

Ein Spiegel im Esszimmer hilft uns dabei, langsamer und gesünder zu essen. Man nennt das *Nudging*, ein Stups in die richtige, vernünftige Richtung. Und ein Stups, schreiben Richard Thaler und Cass Sunstein in ihrem Buch *Nudge*, funktioniert auch, wenn hinter dem Buffet ein Spiegel hängt: Die Menschen greifen häufiger zu Obst und seltener zu Donuts. Offenbar sieht man sich selbst lieber mit einer Orange oder einem Apfel in der Hand. Was am Buffet funktioniert, klappt auch im heimischen Esszimmer. Gleichzeitig hat die Vorstellung, sich beim Essen im Spiegel zu betrachten, etwas Verkrampftes – es sei denn, man sieht ohnehin gern und ständig in den Spiegel.

Wie satt wir uns nach einer Mahlzeit fühlen, wird auch von unserer Erwartungshaltung beeinflusst. Jeder kennt den Moment im Restaurant, wo der Kellner kommt und einem ein Schnitzel serviert, das derart groß ist, dass es über den Teller ragt. »Das schaffe ich nie«, ist der erste Gedanke – wobei das üppige Mahl trotzdem erstaunlich häufig aufgegessen wird. Bekommen wir indes auf einem riesigen Teller eine Mini-Portion Pasta mit Schaumkrönchen vorgesetzt, sind wir überzeugt, nie und nimmer satt zu werden (während wir bereits überlegen, wo die nächste Imbiss-Bude ist). Dass wir dann tatsächlich nicht satt werden, hat jedoch weniger mit der Portionsgröße und mehr mit unserer Psyche zu tun. Kinder zum Beispiel sind Erwachsenen – jedenfalls bis zu einem gewissen Alter – in dieser Hinsicht weit voraus. Sie essen, ausgestattet mit einem noch funktionierenden Hunger- und Sättigungsgefühl, intuitiv, anstatt sich von Reizen wie der Teller- oder Portionsgröße täuschen zu lassen. Bei einer Studie in Pennsylvania wurden Kinder in zwei Altersgruppen unterteilt. Sowohl die Gruppe der Dreijährigen als auch die der Fünfjährigen bekam eine Portion Makkaroni mit Käse serviert. Unabhängig von der Portionsgröße aßen die Dreijährigen stets etwa die gleiche Menge, während die Fünfjährigen nicht auf ihren Körper und dessen Bedürfnisse hörten und bei einer größeren Portion auch deutlich mehr Makkaroni verzehrten. Allein die Menge genügte, um sie in die Irre zu führen.

Das ist natürlich eine verkürzte Darstellung, die die Sozialisation der Kinder, ihre Geschmacksvorlieben, die Erziehung der Eltern, kulturelle Sozialisation usw. vollkommen außer Acht lässt. Die treibende Kraft nämlich, was den Geschmack betrifft, ist die Familie. Eltern und Geschwister leben uns während des Aufwachsens tagtäglich ihren Geschmack vor und prägen unseren eigenen.

Je häufiger eine Speise auf den Tisch kommt, desto größer die Wahrscheinlichkeit, dass wir uns irgendwann mit ihr anfreunden, als hätten wir sie schon immer gemocht. Man nennt das den »Mere-Exposure-Effekt«, den Effekt der Darbietungshäufigkeit. Schmecken wir etwas wieder und wieder, löst das in uns eine Wiederholungstendenz aus. Auch, weil wir gelernt haben, dass uns eben diese Speise guttut. Der Ernährungspsychologe Volker Pudel ging sogar soweit zu sagen: »Menschen wählen eine Speise nicht aus, weil sie sie mögen. Vielmehr mögen sie eine Speise, weil sie sie gegessen haben.« Und weil sie eine Vorliebe für sie entwickelt haben, die weitaus vielschichtiger ist als die reine Wiederholung. Die nämlich birgt die Gefahr der sensorischen Abstumpfung. Man stelle sich nur einmal vor, täglich sein Lieblingsgericht zu essen. Was würde passieren? Es wäre ziemlich schnell nicht mehr unser Lieblingsgericht. Dieser spezifisch-sensorischen Sättigung liegt ein evolutionsbiologischer Mechanismus zugrunde, der uns vor einer allzu einseitigen Ernährung und damit einem Mangel an Nährstoffen und Vitaminen bewahrt. Die einzige Ausnahme: Muttermilch.

Doch auch der Manipulationsspielraum des Mere-Exposure-Effekts hat seine Grenzen. Haben wir mit einer Speise negative Erfahrungen gemacht – zum Beispiel eine Fischvergiftung nach dem Essen eines Meeresfrüchtesalat erlitten –, sträubt sich alles in uns. Als erzieherisches Instrument kann der Mere-Exposure-Effekt trotzdem gute Dienste leisten. Was der Nachwuchs heute vielleicht mit Nachdruck verweigert, isst er womöglich schon demnächst. Der walisische Psychologe David Benton hat einige Ratschläge für Eltern zusammengestellt, wie sie gesunde Ernährungsgewohnheiten ihrer Kinder fördern können, dazu zählt etwa: Kinder nicht zu bestrafen, wenn sie nicht aufessen – und sie nicht mit Süßigkeiten zu belohnen, wenn sie aufessen. Schlecht ist außerdem, Essen in Gut und Böse zu unterteilen, also den Brokkoli ständig als hervorragende Eisenquelle zu loben und die Schokolade als Dick- und Krankmacher zu verdammen. »Nur noch diesen einen Bissen«, auch solche Sätze, die wir alle kennen, führen nicht zum Ziel.

Forscher der Cornell Universität in Ithaca fanden nun heraus, dass bereits Kleinkinder im Alter von einem Jahr den Einfluss des sozialen und kulturellen Kontextes der Essenden registrieren. Im Rahmen der Studie wurden 200 Babys verschiedene Essensszenen per Video vorgeführt. In einem der Filme sprachen die Schauspieler unterschiedliche Sprachen und verhielten sich, als seien sie einander fremd. In einem anderen Kurzvideo sprachen sie eine Sprache und gingen äußerst vertraut miteinander um. Was sie aßen, quittierten die Schauspieler in beiden Filmen entweder mit Begeisterung oder sichtbarer Ablehnung. Gemessen wurde, welche Szenen die Blicke der Babys besonders fesselten (sind sie überrascht, ist die Blickdauer besonders lange), und welche kaum ihr Interesse weckten.

Das Ergebnis: Sprachen die Schauspieler eine Sprache und strahlten Vertrautheit aus, gingen die Babys davon aus, dass sie dasselbe Essen mögen. »Wenn Babys«, so eine der an der Studie beteiligten Wissenschaftlerinnen, »jemanden essen sehen, lernen sie nicht nur etwas über das Essen, sie lernen auch, wer mit wem isst.« Besonders interessant war, dass beim Ausdruck deutlichen Ekels die Kleinkinder erwarteten, dass alle den Ekel teilen würden.

Ekel erfüllt ja fernab kultureller Ausdifferenzierung und kulinarischer Vorlieben eine wichtige Funktion: Er warnt uns vor potenziellen Krankheitserregern und schützt uns vor Infektionen. Ekel ist überlebensnotwendig. Der Mensch als »Allesfresser« wäre ohne dieses Sensorium für gefährliche Nahrung und Stoffe aufgeschmissen. Spiegelt sich in einem Gesicht Ekel wider – übrigens weltweit auf die gleiche Art und Weise –, wissen die anderen, dass hier Vorsicht geboten ist. Valerie Curtis, Anthropologin und Epidemiologin von der London School of Hygiene und Tropical Medicine, die seit Jahrzehnten über Ekelgefühle forscht, ist überzeugt, dass wir Ekel nicht erst erlernen. Er habe sich vielmehr im Laufe der Evolution entwickelt und sei fest in unseren Genen verankert. In einem ihrer Versuche wurden 40 000 Probanden weltweit verschiedene Bilder vorgelegt. Blut, Kot, Kadaver, Eiter lösten kulturübergreifend bei nahezu allen Menschen starke Ekelgefühle aus.

Die amerikanische Psychologin Hanah A. Chapman verwies in einem Interview auf die physiologische Komponente von Ekel, die aus dem parasympathischen System komme, und zwar in erster Linie Übelkeit. »Sie wird zwar nicht nur durch Ekel ausgelöst, aber es besteht ein starker Zusammenhang. Hinzu kommt ein charakteristischer Gesichtsausdruck, nämlich ein Heben der Oberlippe und Naserümpfen, was auch die Augen verengt. Auch kann sich die Kehle zusammenziehen. Dies wird als Schutz des sensorischen Systems interpretiert – wir verringern das eingeatmete Volumen sowie die Oberfläche der Augen.«

Verzehrt man also entspannt vor dem gerade mit Karottenbrei gefütterten Nachwuchs ein Fast-Food-Menü, hat das Einfluss auf die späteren Ernährungsgewohnheiten dieses Menschen. Ebenso ist es fatal, das Gesicht bei Rosenkohl zu verziehen; das Kleinkind registriert es. Die Forscherin Katherine Kinzler, die an der Studie beteiligt war, rät in der *New York Times* zu mehr Achtsamkeit – Kleinkinder können demnach gar nicht früh genug in soziale Kontexte integriert werden, in denen Erwachsene vorbildliche kulinarische Muster pflegen, sprich gesunde Nahrungsentscheidungen treffen. Gemüse zu lieben ist ebenso eine Lernerfahrung, wie Spaghetti als Trostessen wahrzunehmen.

SATTSEIN UND STRESS Stellen Sie sich einen Tag vor, der Ihnen ein permanentes Gefühl von davonrennender Zeit gibt. Ständig sind Sie zu spät, bei der Konferenz im Büro, bei der Fertigstellung eines wichtigen Auftrags, Ihr Kind sitzt noch immer in der Kita, während alle anderen längst abgeholt worden sind. Das klingt nach einem so stressigen Szenario, das nicht einmal Zeit für eine Zuckerbombe zwischendurch lässt. Wobei sich trotz Chaos dafür ja stets doch ein Moment findet.

Stress ist ein neuronaler Ausnahmezustand und versetzt uns in Alarmbereitschaft. Er steigert die Adrenalin-Produktion. Eine Situation, in der wir erst einmal nicht an Essen denken, unser Appetit wird kurzfristig stillgelegt. Hält der Stress an, sieht die Sache schon ganz anders aus. Dann nämlich produziert unsere Nebenniere vermehrt Cortisol und unser Appetit steigt, und zwar nicht auf einen Gemüse-Auflauf, sondern auf zucker- und fetthaltige Lebensmittel, die uns einen schnellen Kick geben.

Einige Untersuchungen deuten auf einen geschlechtsspezifischen Unterschied im Stressbewältigungsverhalten hin: Demnach kompensieren Frauen Stress eher mit Nahrung, während Männer vermehrt auf Alkohol oder Rauchen umsteigen. Harvard-Forscher sind zu dem Ergebnis gekommen, dass Stress, bedingt durch die Arbeit oder private Probleme, nur bei jenen mit einer Gewichtszunahme korreliert, die zu Beginn der Probleme übergewichtig waren. Eine Theorie ist, dass der Insulinspiegel bei übergewichtigen Menschen erhöht ist und ein Zulegen stressbedingter Pfunde besonders bei Menschen mit einem hohen Insulinspiegel auftritt.

Das deckt sich mit den Erkenntnissen einer Wissenschaftlergruppe um Herbert Herzog, den Leiter des Labors für

Essstörungen am Garvan Institute of Medical Research in Darlinghurst, Australien. In einem Versuch mit Mäusen entdeckten die Wissenschaftler, dass eine kalorienreiche Ernährung in Kombination mit Stress zu mehr Gewichtszunahme führte als die gleiche Diät in einer stressfreien Umgebung. Das Hormon Insulin sowie ein Molekül namens Neuropetid Y (NPY) spielen dabei eine Schlüsselrolle. NPY ist ein Botenstoff im Gehirn und an vielen biologischen Vorgängen beteiligt, unter anderem an der Regulierung des Blutdrucks. »Diese Studie zeigt, dass wir uns viel bewusster darüber sein müssen, was wir essen, wenn wir gestresst sind, um eine schnellere Entwicklung von Fettleibigkeit zu vermeiden«, sagt Herzog.

Um zu verstehen, was dieses »Stress-Essen« steuert, untersuchten die Forscher verschiedene Bereiche des Gehirns bei den Mäusen aus der Versuchsanordnung.

Im Zentrum der Gewichtszunahme identifizierten die Wissenschaftler eine vermehrte Produktion von NPY, das den Appetit anregt. Unter Stress wird NPY nicht nur im Hypothalamus produziert, sondern auch in der Amygdala, wo unsere Emotionen verarbeitet werden. Fraßen die Mäuse in stressfreier Umgebung normales Futter, sank die NPY-Konzentration wieder – und zwar in beiden Hirnregionen.

Warum aber löst Stress einen NPY-Schub aus? Um diese Frage zu beantworten, analysierten die Forscher jene Nervenzellen in der Amygdala, die das Appetitmolekül produziert hatten. Das Ergebnis: Die Nervenzellen verfügten über Insulinrezeptoren.

Üblicherweise schüttet unser Körper nach einer Mahlzeit Insulin aus. Unsere Zellen holen sich Glukose aus dem Blut, der Blutzuckerspiegel sinkt. Sind die Körperzellen ausreichend versorgt, fühlen wir uns satt. »Dieser Mechanismus funktioniert bei Menschen und Mäusen ähnlich«, so Herbert Herzog.

Bei gestressten Mäusen stieg die Insulinmenge durch das fettige Futter um etwa das Zehnfache an, verglichen mit den normal ernährten Tieren. Die Nervenzellen wurden insulinresistent. Sie reagierten nicht mehr. Die Produktion des NPY-Moleküls stieg an, die Tiere fraßen weiter und wurden immer dicker. Die Ergebnisse, so Herzog, zeigten einen Teufelskreis, in dem ein chronischer, hoher Insulinspiegel, der durch Stress und eine kalorienreiche Ernährung ausgelöst wird, zu einer immer höheren Nahrungsaufnahme führe.

Schalteten die Forscher die Produktion von NPY ab, reduzierte sich die Gewichtszunahme der Versuchstiere. Ohne NPY war die Gewichtszunahme einer gestressten Maus, die fettreich ernährt wurde, die gleiche wie die Gewichtszunahme des Versuchstiers in der stressfreien Umgebung. Stress, Gewichtszunahme und NPY hängen also eng miteinander zusammen.

Dass Junk Food ungesund ist, ist bekannt. Dass es sich im Zustand von Stress auf unser Gewicht allerdings offenbar doppelt verheerend auswirkt, war selbst für die Forscher überraschend. Sie hatten nicht gedacht, dass Insulin derart stark in der Amygdala wirken könnte. »Es wird immer deutlicher, dass Insulin nicht nur periphere Regionen des Körpers beeinflusst, sondern dass es Funktionen im Gehirn reguliert«, so Herzog.

Mal Hand aufs Herz: Wie bekämpfen Sie Stress? Was das Stressmanagement durch Essen betrifft, geht der Wissenschaftler André Kleinridders vom Deutschen Institut für Ernährungsforschung davon aus, dass in Deutschland 40 Prozent der Menschen bei Stress mehr essen, was die meisten von uns sicherlich gut nachvollziehen können. Einer meiner Kollegen hat einen Duplo-Vorrat im Schrank seines Büros. Seit er mich in das Vorhandensein dieses Vorrats eingeweiht hat, suche ich regelmäßig sein Büro auf, wobei ich mich an manchen Tagen dazu zwingen muss, nicht gleich mehrere Duplos zu vertilgen. Bislang genügt in Stressmomenten eines. Aber dieses eine Duplo, jedenfalls bilde ich mir das ein, beruhigt mich enorm und hebt meine Stimmung, weshalb ich, sollte der Vorrat einmal aufgebraucht sein und ich vor einer leeren Packung stehe, richtiggehend entsetzt bin.

Eine von der Universität Michigan durchgeführte Studie fand heraus, dass bereits Kinder ab 4 Jahren in Stresssituationen essen, obwohl sie gar keinen Hunger haben. »Wir wissen aus früheren Studien, dass Menschen mit extrem negativen Lebenserfahrungen und Stress in der Kindheit zu Übergewicht und Fettleibigkeit neigen«, sagte Alison Miller von der Universität Michigan in einem Interview. »Es sind kleine Gewichtszunahmen, die sich im Laufe der Zeit durch das Essverhalten im Zusammenhang mit Stress während der Kindheit im Alter von 4 bis 7 Jahren anhäufen. Was auffällig ist, dass Kinder, die sehr früh in der Kindheit damit beginnen, als Reaktion von Stress Essen in sich hineinzustopfen, ein höheres Risiko haben, dass diese kleinen Veränderungen zu größeren Gewichtszunahmen im Laufe der Zeit führen und so ihr Gesundheitsrisiko erhöhen.« Für Eltern bedeutet diese Erkenntnis, dass sie die kulinarische Sozialisation ihres Nachwuchses gar nicht aufmerksam genug beobachten können, denn im Kindesalter werden die Weichen gestellt, zu welchem Typ Esser wir uns entwickeln.

Lange Zeit unterschätzte die Wissenschaft die Rolle des Gehirns bei der Entstehung von Übergewicht, doch in den vergangenen Jahren ist auf diesem Feld erstaunlich viel passiert. Der Hirnforscher Achim Peters, Autor des Buchs *Das egoistische Gehirn*, identifiziert Stress als das entscheidende Übel beim Zunehmen. Demnach ist die Übergewichtsepidemie in den Industriestaaten in Wahrheit eine Stressepidemie. In einem Interview mit dem *Spiegel* sagte Peters: »Überall auf der Welt stehen Menschen heute ihr Leben lang unter psychischer Dauerbelastung – und das fängt oft schon im Kindesalter an. Millionen Menschen bekommen für ihre Arbeit zu wenig Anerkennung oder haben Angst vor Jobverlust. Oder sie zerreißen sich zwischen Beruf und Familie.«

Die Folgen: Durch die dauerhafte Aktivierung des Stresssystems gerät unser hochkomplexes hormonelles Gefüge aus dem Gleichgewicht, was auch den Insulinstoffwechsel stört. Das, so Peters, führt dazu, dass gestresste Menschen andauernd essen müssen, um ihr Gehirn ausreichend mit Energie zu versorgen. Nach dieser Theorie ist also das Dickwerden der Preis, den man für Dauerstress bezahlt.

Lust- und Frustzentren steuern unseren Appetit. Das sind Hirnregionen, die ebenfalls beim Orgasmus und Heroin-Kick aktiv sind. Wie heißt es so schön: Essen ist der Sex des Alters.

WARUM DIÄTEN SO SCHWER SIND (UND NICHT HELFEN) Überall um uns herum locken tagtäglich kulinarische Versuchungen. Diät halten bedeutet, diesen Versuchungen permanent zu widerstehen und ein Meister der Selbstkasteiung zu werden, sich vom Anblick frischer Pommes abzuwenden und gebrannte Mandeln trotz ihres köstlichen Dufts auf dem Weihnachtsmarkt zu ignorieren. Verbissene Selbstkontrolle führt jedoch bekanntlich nie zum Ziel. Irgendwann verspüren wir eine übermächtige Lust auf ein bestimmtes Geschmackserlebnis und werfen all unsere guten Vorsätze über Bord.

Ingrid Fedoroff von der Universität von British Columbia hat dies bereits vor vielen Jahren in einem Versuch gezeigt. Ihre Probanden wurden zehn lange Minuten dem Duft von backender Pizza ausgesetzt und durften danach essen, so viel sie wollten. Die Versuchsteilnehmer, die sich sonst sehr bewusst und kontrolliert ernährten, aßen besonders viel.

Mag sein, dass man, wenn vor der Bürotür auf dem Konferenztisch ein Aprikosenrahmkuchen steht, ein paarmal daran vorbeigeht und sich denkt: Pah, ich werde nicht schwach! Aber spätestens am Nachmittag (falls die Kollegen ihn bis dahin noch nicht verputzt haben), wenn man etliche Aufgaben erledigt hat und ein kleines Tief verspürt (oder Stress), kapitulieren wohl die meistens von uns – und nehmen sich nicht nur ein Stück, sondern gleich mehrere …. Nicht zu vergessen: Der Kuchen ist umsonst, was vielen das Gefühl eines Schnäppchens vermittelt. Kein unerheblicher Punkt in einer Gesellschaft, die verglichen mit anderen (man denke zum Beispiel an Frankreich) oft knausrig beim Lebensmittelkauf ist.

Vor einigen Jahren wurde eine Studie veröffentlicht, die unter Wissenschaftlern wie eine Bombe einschlug. Darin hieß es: »Vielleicht gehen wir ganz falsch an die Epidemien Übergewicht und Diabetes heran. Wir tun so, als ob wir wüssten, was wir dagegen tun können und dass es nur daran liege, weil die Leute nicht auf uns hören und weiter unkontrolliert essen. Vielleicht hören uns die Leute schon zu, aber wir geben ihnen die falschen Ratschläge.«

Ein beinahe unerhörter Satz, der aber ins Schwarze trifft, neigt die Ernährungswissenschaft doch dazu, alle Menschen über einen Kamm zu scheren. Dabei ist jeder Mensch verschieden.

Die Studie führten Wissenschaftler des Weizmann Instituts im israelischen Rehovor durch. 800 Probanden nahmen daran teil. Ihr Blutzuckerspiegel wurde eine Woche lang alle fünf Minuten gemessen. Außerdem dokumentierten die Probanden per App ihr Schlaf- und Essverhalten, ebenso Stressmomente, Sport und sonstige Aktivitäten. Es stellte sich heraus, dass eine Ernährung, die für Person X besonders gesund ist, es nicht für Person Y sein muss, sprich, auf ein und dieselbe Mahlzeit reagierten manche Teilnehmer ganz unterschiedlich. Banal? Mitnichten.

Dass die Unterschiede zwischen den Individuen so groß seien, so einer der Studienleiter, sei von der Ernährungswissenschaft bislang viel zu wenig berücksichtigt worden. Bei einer Teilnehmerin etwa ließen Tomaten den Blutzuckerspiegel in die Höhe schießen, bei anderen stieg er nach dem Verzehr von Sushi stärker an als nach einem Eis. Wie wir auf verschiedene Lebensmittel reagieren, hängt von diversen Faktoren ab, unter anderem von unserer Darmbakterienflora oder unserem Alter, von unserem Body-Mass-Index und natürlich von unseren Bewegungsgewohnheiten. Allgemeine Diät-Empfehlungen machen also keinen Sinn für uns und unsere Ernährung. Wir benötigen stattdessen individuell maßgeschneiderte Ernährungsratschläge, um beispielsweise einen erhöhten Blutzucker in den Griff zu kriegen. Dies ist auch deshalb sinnvoll, weil unsere Gene eine nicht zu unterschätzende Rolle bei unserem Gewicht spielen. Forscher konnten inzwischen mehr als

50 Genorte identifizieren, die an der Neigung zu einem eher dicken oder dünnen Körper beteiligt sind. Wenn die eigenen Eltern dick sind, ist die Wahrscheinlichkeit, selbst füllig durchs Leben zu gehen, größer als bei dünnen Eltern.

Wissenschaftler gehen davon aus, dass wir einen genetisch festgelegten Gewichtsbereich haben. Der Übergewichts-Experte Matthias Tschöp nennt dies den Sollwert. Dieser Sollwert lasse sich zwar verstellen, aber leichter nach oben als nach unten. Wer die meiste Zeit seines Lebens eher übergewichtig war, wird seinen Körper – wenn überhaupt – nur durch größte Disziplin (und Qual) in einen dauerhaft dünnen Körper verwandeln können. Tschöp führte ein eindrucksvolles Experiment mit Mäusen durch: Die eine Gruppe bekam gesunde Nahrung und blieb schlank, die andere wurde mit hochkalorischer Nahrung gefüttert und wurde dick. Im nächsten Schritt setzte der Forscher die dicken Mäuse so lange auf Diät, bis sie wieder so schlank waren wie die Mäuse in der Vergleichsgruppe. Als er beiden Mäusegruppen abschließend Kalorienbomben zum Fressen anbot, fraßen die Mäuse, die schon mal dick waren, deutlich mehr und deutlich schneller als jene Mäuse, die immer schlank gewesen waren. Wer also Essen mit zwanghaftem Verzicht verbindet, neigt später eher zum unkontrollierten Konsum.

Eine wichtige Rolle spielt bei unserem Essverhalten die Gewohnheit. Wir essen in der Regel so viel, wie wir es gewohnt sind, oder eben so viel, bis der Teller leer ist. Der leer gegessene Teller, früher ein beliebtes Erziehungskonzept, das an Popularität zum Glück eingebüßt hat, ist einer der stärksten Schlüsselreize überhaupt: Wir vertrauen darauf, dass mit dem letzten Bissen automatisch ein Sättigungsgefühl einsetzt. Dass wir allerdings genauso gut bereits nach der Hälfte der Portion satt sein könnten, ignorieren wir leicht – weil wir das Aufessen schließlich gewohnt sind.

Wie schnell wir uns verführen lassen, über unseren Hunger zu essen, zeigt ein etwas kurioses Experiment des Food and Brand Lab der Cornell Universität. Die Studienleiter montierten Suppenschüsseln auf dem Tisch, und während die Probanden ihre Tomatensuppe löffelten, sorgte ein Schlauch dafür, dass neue Tomatensuppe in die Schüsseln gepumpt wurde. Manche Teilnehmer aßen dreimal so viel wie ihre Tischnachbarn, deren Schüsseln nicht manipuliert waren. Im Schnitt aßen die Probanden mit den manipulierten Suppenschüsseln 73 Prozent mehr als die Kontrollgruppe. 73 Prozent – das ist erstaunlich viel und zeigt, wie sehr unser Sättigungsgefühl an den leeren Teller gekoppelt ist – und wie wenig achtsam wir offenbar während des Essens sind.

Ein Versuch von Wissenschaftlern der Universität Konstanz zeigt ebenfalls, wie stark Sehen, Essen und das eigene Sattheitsgefühl zusammenhängen. Den 90 Probanden wurde offiziell mitgeteilt, sie nähmen an einem Geschmackstest teil und sollten verschiedene Eissorten bewerten: Kirsch, Karamell sowie das beliebte Spaghetti-Eis. In Wahrheit interessierte die Forscher die verzehrte Menge. Die Hälfte der Probanden trug eine blickdichte Skibrille, die andere sah, was sie aß. Das Ergebnis: Beiden Gruppen schmeckte das Eis, wobei das Geschmackserlebnis der »blinden« Probanden weniger intensiv ausfiel als das der sehenden Vergleichsgruppe. Zudem fiel es den mit Skibrillen ausgestatteten Probanden schwer, auf Anhieb zu benennen, welche Eissorten sie eigentlich aßen. Weil ihnen der optische Eindruck fehlte, stocherten sie quasi im Dunkeln. Ihre Benotung der Eissorten fiel deshalb auch schlechter aus als die der anderen Gruppe.

Und die gegessene Menge? Betrug bei der Skibrillen-Gruppe zehn Prozent weniger. »Obwohl die blinde Gruppe weniger gegessen hat als die sehende, schätzte sie doch, dass sie 88 Prozent mehr gegessen habe, als sie tatsächlich tat. Die sehende Gruppe hat sich hier nur um 35 Prozent überschätzt«, sagt Gudrun Sproesser von der Universität Konstanz in einem Interview mit dem Schweizer Radio und Fernsehen.

Unseren Appetit beeinflussen auch unsere Darmbakterien. Giulia Enders, die mit ihrem Bestseller *Darm mit Charme* aus einem unterschätzten Organ eines machte, über das nun bisweilen sehr offen und ohne Scham geplaudert und gefachsimpelt wird, schreibt: »Heißhungerattacken um 22 Uhr auf mit Schokolade überzogene Karamellbomben und hinterher noch eine Tüte Salzbrezeln entspringen nicht immer demselben Organ, das unsere Steuererklärung ausrechnet. Nicht im Hirn, sondern in unserem Bauch sitzt eine Bakterienfraktion, die nach Hamburgern schmachtet, wenn sie die letzten drei Tage von einer Diät heimgesucht wurde.« Mehr noch: Bakterien wirken sich offenbar auch auf unser Sattheitsgefühl aus. »In mehreren Studien«, so Enders, »konnte man zeigen, dass unsere eigenen Sattheits-Signalstoffe deutlich stärker ansteigen, wenn wir bakteriengerecht essen. Bakteriengerecht bedeutet: Dinge zu uns zu nehmen, die unverdaut im Dickdarm ankommen und dort von den Bakterien gegessen werden können. Nudeln und Toastbrot gehören überraschenderweise nicht dazu ;-)« Besser sind Kartoffeln, Chicorée, Knoblauch, Zwiebeln und Pastinaken.

Weil auch die Darmexpertin Giulia Enders nicht in jeder

Lebenssituation all ihre Darmbakterien zufriedenstellen kann, hilft sie manchmal nach. Während der Recherche zu ihrem Buch *Darm mit Charme* stieß sie auf ein Pulver Namens Inulin, das die guten Darmbakterien wie Laktobakterien und Bifidobakterien füttert, ein gesunder Ballaststoff, den man entweder in sein Müsli geben oder in Wasser aufgelöst trinken kann und der ein bisschen nach schlecht gezuckerter Zuckerwatte schmeckt. Außerdem fördert Inulin die Verdauung und verbessert die Aufnahme von Kalzium und Magnesium. Da es unverdaut in den Dickdarm gerät, können die Bakterien dort sich davon ernähren und brauchen nicht sofortigen Nahrungsnachschub – Inulin verlängert so das Sättigungsgefühl. Inulin ist, kurz gesagt, ein *Superfood* für unsere Darmflora, der die industrielle Nahrung arg zusetzt. Füttern wir unseren Darm nämlich mit zu wenigen Ballaststoffen, vertreiben wir nützliche Darmbakterien.

DAS GUTE GEWISSEN BEIM ESSEN Ein kleines Gedankenexperiment: Vor Ihnen steht ein Teller mit einem saftigen Stück Rindfleisch, dazu gibt es Kroketten und einen gemischten Salat. Was sehen Sie? Vegetarier wenden sich wohl angewidert ab, weil vor ihrem inneren Auge vielleicht blutige Schlachthofszenen ablaufen und sie die Schreie totgeweihter Rinder hören. Manch einer mag denken, dass, seit der Klimaschutz medial heftig diskutiert wird, die Zeit des unschuldigen Fleischkonsums endgültig passé ist. Sportler, die gerade im Fitnessstudio zwecks Muskelaufbaus Hanteln gestemmt und an der Beinpresse geschwitzt haben, dürften sich freudig aufs Fleisch stürzen und dessen Eiweißmenge berechnen. Wer gerade Diät hält, stellt eine ganz andere Rechnung auf: Kroketten? Zu viel

Fett! Höchstens mal probieren, vielleicht eine oder zwei …
Und wer intervallfastet, blickt ständig panisch auf die Uhr und
muss sich mit dem Essen womöglich sputen, um nicht aus seinem Zeitfenster zu fallen. Es ist, beobachtet man sich einmal
selbst ganz ehrlich, erstaunlich und auch ein bisschen erschre-
ckend, welch teilweise absurde Gedanken einem beim Essen
durch den Kopf rauschen. Und wie die Lust am Essen und der
Verstand häufig gegeneinander kämpfen.

Die eigentlichen Bedürfnisse des Körpers? Haben es verdammt schwer, sich Gehör zu verschaffen. Man muss kein
mit Studien bewaffneter Wissenschaftler sein, um zu verstehen, dass Schuldgefühle, Scham und Rigorismus uns selbst
die beste Mahlzeit verderben und unser Körper relativ wenig
von all den Nährstoffen hat, wenn wir gestresst sind. Eine mit
schlechtem Gewissen gegessene Portion Tortellini alla Panna
liegt schwerer im Magen als eine, die man genießt.

Die Macht, die Gedanken über uns haben können, ist bekannt. Der Autor Marc David zitiert in seinem Buch *The Slow
Down Diet* eine Studie aus dem Jahr 1983, bei der Wissenschaftler eine neue Chemotherapie testeten. Die eine Gruppe erhielt das neuartige Medikament, während die Vergleichsgruppe harmlose Salzwasser-Injektionen bekam. 74 Prozent
der Probanden, die den chemischen Cocktail erhielten, verloren während der Therapie Haare – und erstaunliche 31 Prozent jener, denen die Salzlösung verabreicht wurde, verloren
sie auch. Marc David nennt das die Macht der Erwartung und
fragt (zugespitzt): »Wenn die Kraft unserer Gedanken stark
genug ist, dass unsere Haare ausfallen, wenn wir ein Placebo
nehmen, was glauben Sie, passiert, wenn wir uns selbst sagen:
›Dieser Kuchen macht fett, ich sollte ihn wirklich nicht essen‹,

oder ›Ich werde diese Hühnchennuggets essen, aber ich weiß, dass sie schlecht für mich sind‹?«

David behauptet freilich nicht, dass wir selbst verdorbene Nahrung sorglos essen könnten, solange wir nur unumstößlich von deren positiver Wirkung auf unsere Gesundheit überzeugt sind, aber er trifft einen wichtigen Punkt: dass nämlich der feste Glaube, mit dem wir etwas essen, sich darauf auswirkt, wie der Körper (und unsere Psyche) das Verzehrte verarbeitet. Anders formuliert: Der Körper dankt uns unsere Achtsamkeit – und zu der gehört auch, den inneren Kritiker zu überwinden und die Freude am Essen wiederzufinden.

Die Wissenschaftlerin Sibel Eker vom Internationalen Institut für Angewandte Systemanalyse (IIASA) in Österreich erzählte in einem *Spiegel*-Interview, wie sie mehr und mehr über die Klimabelastung durch Fleischproduktion las und ihren Konsum von rotem Fleisch reduzierte. Gleichzeitig beobachtete sie ihr soziales Umfeld, in dem auch andere weniger Fleisch aßen und ein vegetarisches Restaurants nach dem nächsten eröffnete. Ihre Wahrnehmung hatte sich verändert – das kennen auch Schwangere, denen plötzlich auf der Straße deutlich mehr andere Schwangere auffallen als vorher.

Sibel Eker fragte sich: »Ist Vegetarismus ein Hype oder kann so der globale Fleischkonsum tatsächlich signifikant gesenkt werden?«

Gemeinsam mit einem Kollegen entwickelte sie ein Verhaltensmodell, das soziale Dynamiken in der Bevölkerung nachahmte, und berechnete zahlreiche Faktoren mit ein, beispielsweise Einkommen, soziale Normen sowie die Wahrnehmung des Klimawandels als Risiko. Das Ergebnis: »Soziale Normen haben einen großen Einfluss darauf, ob wir uns nachhaltiger ernähren – einen größeren als die Wahrnehmung von Gesundheitsrisiken oder der Gedanke, das Klima zu belasten. Vereinfacht gesagt: Gibt es in der Bevölkerung mehr Vegetarier oder Menschen, die wenig Fleisch essen, erzeugt das eine höhere Sichtbarkeit, was wiederum die Menschen um sie herum beeinflusst.« Bei jungen Leuten, die offener seien für neue Ideen, verstärke sich der Effekt noch. Soziale Normen und Verhaltensfaktoren seien wichtiger als die Kommunikation von Fakten: »Unser Wissen über Gesundheitsrisiken und die Umweltbelastung von Fleisch bringt uns weniger dazu, unser Verhalten zu ändern, als unser soziales Umfeld.«

Das ist, was unseren Anteil am Klimawandel betrifft – etwa 14,5 Prozent der vom Menschen verursachten Treibhausgasemissionen entfallen auf die Massentierhaltung –, zweifelsohne eine gute Sache. Doch Bays würde das wohl nicht ohne Widerspruch unterschreiben. Schließlich geht es hier nicht in erster Linie um die Bedürfnisse unseres Körpers. Es geht vielmehr um einen dem Klimaschutz geschuldeten Vegetarismus, der wiederum auf Kategorien wie »gute« und »böse« Nahrungsmittel setzt. Andererseits kann es natürlich sein, dass es dem eigenen Körper durch eine Ernährungsumstellung auf rein pflanzliche Kost besser geht. In diesem Fall wäre es am Ende egal, was genau den Ausschlag für diesen Schritt gegeben hat.

ACHTSAMKEIT

Zu einer gesunden, informierten Ernährung gehört zweifellos Basiswissen, das, wie wir gesehen haben, im Grunde relativ simpel ist – man erinnere sich nur an die einleuchtenden Beispiele des amerikanischen Autors Michael Pollan (»Essen Sie Lebens-Mittel«). Doch nun zum entscheidenden Punkt: der Achtsamkeit. Erst sie weist uns den Weg zu uns selbst – auch, wenn es ums Essen geht. Dass in einer beschleunigten Welt, in der das Smartphone ein ständiger Begleiter und eine Bedürfnisbefriedigungsmaschine ist, die Sehnsucht nach einem fokussierten Geisteszustand wächst, ist nur logisch. Die Allgegenwärtigkeit von Technik in unserem Leben hat einen großen Anteil daran, dass wir uns von unserem Körper und seinen Bedürfnissen zunehmend entfremdet haben. Der Achtsamkeitsansatz ist die Gegenbewegung. Also: Raus aus der Reizüberflutung und hinein ins wahre Jetzt.

TECHNIK, ABLENKUNG
UND SELBSTQUANTIFIZIERUNG

Es ist inzwischen ja gang und gäbe, sein Dasein einem Über-wachungs- und Optimierungsprogramm zu unterwerfen, sei-nen Schlaf per App zu kontrollieren, die zurückgelegten Schrit-te zu zählen und in Kilometer umrechnen zu lassen und stets auf dem Laufenden zu sein, was den Blutzuckerspiegel be-trifft. Den Puls messen viele längst nicht mehr nur beim Sport. Hunderte von Smartphone-Apps und Tools helfen uns bei der Körpervermessung und versprechen ein bewussteres Körper-gefühl. In Wahrheit trifft das Gegenteil zu.

»Wir brauchen die Hilfe von Maschinen.« Es war der Jour-nalist Gary Wolf, der diesen Satz vor einigen Jahren in der *New York Times* schrieb, in einem Artikel, dessen Überschrift lautete: »The Data-Driven Life«. Um das Verwachsen von Mensch und Maschine voranzutreiben, gründete er 2007 mit Kevin Kelly die Internetseite *quantifiedself.com*, die auf die so-genannte Quantifizierung des Ichs abzielt und Selbstvermes-sungsjünger und Anbieter verschiedener Tools zusammen-bringt. Sie markiert den Ausgangspunkt einer Bewegung, die seither weltweit wächst. Deren Anhänger kreisen um sich und ihre Körperdaten und Befindlichkeiten, als läge ihr Körper un-ter einem Mikroskop. Die Quantified-Self-Fans stellen frei-lich die Spitze der Selbstüberwachung dar. In abgemilderter Form allerdings ist diese Körperkontrolle inzwischen weitver-breitet.

Es spricht ja erst einmal vieles dafür, die Sensibilität für den eigenen Körper zu schärfen, Gewohnheiten auf den Prüfstand zu stellen und gegebenenfalls zu verändern. Die Vorstellung, sich selbst durch Datenakkumulation zu ergründen, ist verführerisch. Das digitale Tagebuch ist kein Spleen, sondern ein Effizienzdokument. Zahlen umgibt schließlich eine Aura von Objektivität. Sie wiegen uns in Sicherheit und sollen dazu dienen, unserem Körper Gutes zu tun – einem Körper, der uns bei all der Überwachung längst fremd geworden ist, den wir wie eine Maschine benutzen, anstatt in ihm zu leben. Seine innere Stimme haben viele von uns auf stumm geschaltet.

»Was weiß mein Körper?«, titelte das *Philosophie-Magazin* im April 2019. Friedrich Nietzsche war überzeugt: ziemlich viel! Jedenfalls dann, wenn es uns gelingt, dieses verborgene Wissen zu heben und an eine »ursprüngliche« Verbindung zu unserem Körper anzuknüpfen. »Hinter deinen Gedanken und Gefühlen, Bruder, steht ein mächtiger Gebieter, ein unbekannter Weiser, der heißt Selbst. In deinem Leibe wohnt er, dein Leib ist er. Es ist mehr Vernunft in deinem Leibe als in deiner besten Weisheit«, schreibt Nietzsche in *Also sprach Zarathustra*. Der Leib, das Zusammenspiel unserer Organe, war für ihn die »große Vernunft«. »Wer einigermaßen sich vom Leibe eine Vorstellung verschafft hat – wie viele Systeme da zugleich arbeiten, wie viel füreinander und gegeneinander getan wird, wie viel Feinheit in der Ausgleichung usw. da ist, der wird urteilen, dass alles Bewusstsein dagegen gerechnet, etwas Armes und Enges ist.«

Gernot Böhme, Autor des Buchs *Leibsein als Aufgabe*, dürfte da ganz bei Nietzsche sein. Er glaubt, dass wir immer mehr von der Fähigkeit, unsere eigene Natur zu spüren, eingebüßt haben. »Die Erfahrung der Leiblichkeit, das Hinspüren wird in unserem alltäglichen Leben übergangen. Das liegt an unserer durchschnittlichen Lebensform: in der Leistungs- und Konsumgesellschaft und der technischen Zivilisation. Es hat durchaus auch mit der Philosophiegeschichte zu tun, die den Körper seit der Antike überwiegend als reines Instrument wollte. Der Körper hat zu funktionieren, uns zu dienen, soll uns Lust verschaffen. Und wenn er das nicht tut, wenn wir nicht schlafen oder nicht arbeiten können oder der Sex nicht klappt, werfen wir eine Tablette ein. So, als wäre der Mensch tatsächlich eine Maschine.«

Bewohnt man seinen Leib aber tatsächlich, braucht man keine Quantifizierungs-Apps, die einem Erkenntnisse liefern. Wer beim Essen Kalorien zählt, ist nicht Leib, sondern hat einen Körper, der auf keinen Fall zu dick werden darf, weshalb er in ein Korsett aus Kalorientabellen gezwängt wird und für den süße Genüsse tabu sind. »Das Leibsein beim Essen hängt im Grunde noch nicht einmal mit dem Bauch zusammen, sondern mit der Zunge und mit der Nase. Es geht um das Schmecken und das Riechen.«

WAS ACHTSAMKEIT IST

Kurz gesagt: Es geht um Achtsamkeit. Dieser auf das Jetzt gerichtete Wahrnehmungs- und Bewusstseinszustand, das Verweilen im Augenblick, schärft die Sinne und verspricht Ruhemomente. Dazu gehört, Körper, Gefühle und Verstand »aus sich selbst heraus zu betrachten, unvoreingenommen, nüchtern, aufmerksam und frei von jedweder weltlichen Lust oder Unlust.« Das englische Wort für Achtsamkeit, »Mindfulness«, ist übrigens die Übersetzung eines Wortes aus dem indischen

Dialekt Pali, der aus einer der frühesten kanonischen Schriften des Buddhismus, dem Satipatthana-Sutta, stammt: »Sati«.

Demnach ist Achtsamkeit keine Idee, sondern eine Lebensform, die zu innerer Gelassenheit und raus aus der (digitalen) Überforderungs- und Stressschleife führt. Diesen Zustand der Ruhe, in dem man sich weder von Gedankenkarussellen vereinnahmen noch von Empörungswellen davontragen lässt, hat der buddhistische Mönch Matthieu Ricard in einem Gespräch mit dem Hirnforscher Wolf Singer einmal anhand einer Geschichte illustriert: »Du kannst mit geistigen Störenfrieden umgehen wie die Adler, die ich von meiner Klause im Himalaya aus beobachte. Die Krähen attackieren sie oft, obwohl sie viel kleiner sind. Sie stürzen sich von oben auf die Adler und versuchen, sie mit dem Schnabel zu treffen. Die Adler jedoch werden keineswegs nervös oder starten irgendwelche akrobatischen Ausweichmanöver, sie legen lediglich im letzten Moment ihre Flügel an, lassen die Krähen vorbeischießen und breiten die Flügel wieder aus.«

»Gedanken«, heißt es in dem Bestseller *Das Achtsamkeitstraining: 20 Minuten täglich, die Ihr Leben verändern,* »sind nichts als Gedanken. Es sind mentale Ereignisse. Oft sind sie wertvoll, aber sie sind weder ›ich‹ noch die ›Realität‹. Sie bilden den laufenden inneren Kommentar zu uns selbst und der Welt. Diese einfache Erkenntnis befreit uns aus der verzerrten Welt, die wir uns selbst mit unseren endlosen Sorgen, Grübeleien und Gedankenschleifen zurechtgezimmert haben.«

Inzwischen haben viele Konzerne Meditation und Achtsamkeit als lukratives Geschäftsfeld entdeckt und beides für westliche Mainstream-Bedürfnisse zurechtgebogen. Der Hype um einen klaren Bewusstseinszustand ruft zu Recht Kritiker auf den Plan. Besonders in der Finanzbranche und unter den Tech-Giganten des Silicon Valley ist es eine beliebte Praxis, spirituelle Praktiken aus dem Buddhismus zu übernehmen und im Sinne des Kapitalismus einzusetzen. Die Medienunternehmerin Arianna Huffington, die häufig Spiritualität und Kapitalismus verbindet und als sich gegenseitig befruchtend darstellt, formulierte es einmal so: »Das, was für uns als Individuen gut ist, ist auch für die amerikanischen Unternehmen gut.« Um diesen seinem Kern beraubten »buddhistischen Kapitalismus«, um die auf Optimierung und Effizienz getrimmte Industrie, die Kritiker wie der Autor Ronald Purser »McMindfulness« nennen, und die nur darauf aus ist, den Einzelnen wieder fitter und produktiver fürs Wirtschaftssystem zu machen, soll es hier nicht gehen.

Achtsamkeit im ursprünglichen Sinne weitet die Perspektive für den Moment und das, was um einen herum geschieht. Es ist keine allein auf das Ich bezogene Wahrnehmungsform, sondern stellt auch immer die Frage nach dem Wir, nach Mitgefühl, Toleranz und dem Zustand des In-der-Welt-Seins. Achtsam zu essen ist dabei einer von vielen Bausteinen.

Der amerikanische Molekularbiologe Jon Kabat-Zinn legte 1979 mit seinem säkularen *Mindfulness-Based Stress Reduction*-Programm zur Stressbewältigung durch Achtsamkeit den Grundstein des gegenwärtigen Booms um Achtsamkeit. Er gerät auch heute immer wieder ins Kreuzfeuer, weil seine Philosophie von denen, die sie weiterverbreiten, nach Belieben zurechtgebogen wird. Trotz seiner nichtspirituellen Begriffe aber trifft Kabat-Zinn durchaus den ursprünglichen Sinn der Bewusstseinsdisziplin.

In der *FAZ* schrieb Mark Siemons: »Die nichturteilende Konzentration auf den gegenwärtigen Augenblick (zum Beispiel das Atmen) soll nicht einfach entspannen, sondern ein Bewusstsein von sich selbst möglich machen, das sich nicht in den gewohnten Bahnen und Schablonen einschließt, sich also noch nicht einmal ohne Weiteres mit dem eigenen Denken und Fühlen identifiziert. Die ungerührtere, vollständigere Realitätswahrnehmung soll aus den Engpässen einer selbstbezogenen Befindlichkeit, wie sie Kritiker der Achtsamkeit vorwerfen, gerade herausführen. Zum Beispiel hin zum zivilen Ungehorsam, den Kabat-Zinn, wenn's drauf ankommt, ausdrücklich empfiehlt.«

MEDITATION:
DIE TRANSFORMATIVE KRAFT

Meditieren verändert unser Gehirn. Lernt man jonglieren, eine neue Sprache oder ein Instrument, verändert sich unser Gehirn freilich auch, nur dass sich in diesen Fällen niemand sonderlich dafür zu interessieren scheint. Doch für die Befreiung der Meditation aus der esoterischen Ecke sind die inzwischen unheimlich präzisen Hirnscans enorm wichtig gewesen. Als wissenschaftliche Grundlage für die Behauptung, dass sich mentales Gehirn- und Bewusstseinstraining wirklich lohnt. Es verbessert die Selbstwahrnehmung, Selbstkontrolle, Aufmerksamkeit, Stressregulation und ermöglicht es uns sogar, unser Mitgefühl zu trainieren. Wir treten mit uns selbst und mit anderen in eine neue, intensivere Beziehung. Eine Reihe von Studien zeigt, dass bereits nach einem zweimonatigen Training mit täglich 45 Übungsminuten eine Verdichtung der grauen Substanz im Hippocampus feststellbar ist – jenem für die Verarbeitung von Emotionen und Lernprozessen zuständigen Teil unseres Gehirns. Beim Krafttraining stärken wir unsere Muskeln, beim mentalen Training unser Gehirn: Es entstehen neue Nervenzellen und neue Verknüpfungen zwischen den Nervenzellen. Wir bleiben geistig in Schwung. Sind wir indes dauergestresst, kann die graue Substanz durch den hohen Cortisolspiegel im Blut geschädigt werden.

Neben Achtsamkeit kann man selbstredend auch andere Meditationsschwerpunkte setzen. So oder so, fest steht die heilsame Wirkungskraft von Meditation auf Körper und Geist. Die Wissenschaftler Harald Banzhaf und Stefan Schmidt schreiben in ihrem Buch *Meditieren heilt*: »Durch regelmäßige Übungen bilden sich neuronale Bahnen im Gehirn, anfangs bescheiden und sehr schmal, mit der Zeit aber immer befahrener und breiter. Und diese anfänglich biologischen Veränderungen führen schließlich dazu, dass sich nicht nur unser Denken und Fühlen, sondern auch unsere Verhaltens- und Handlungsmuster verändern.«

Die sieben Grundmuster der Achtsamkeitspraxis sind nach Banzhaf und Schmidt folgende:

· *Geduld*
· *Nicht-Beurteilen:* Lernen Sie, sich selbst als neutralen Beobachter zu begreifen.
· *Den Geist des Anfängers bewahren:* Lernen Sie, sich von vorgefassten Meinungen und bereits beschlossenen Bedeutungen zu lösen.

- *Loslassen:* Lernen Sie, sich von Objekten, Dingen ... zu verabschieden.
- *Nicht-Greifen:* Lernen Sie aktives Nicht-Tun, um einen Zustand ohne konkrete Ziele zu erreichen.
- Lernen Sie *Vertrauen* in die eigene innere Weisheit.
- *Akzeptanz:* Lernen Sie, den Moment anzunehmen, ohne Vorstellungen oder Erwartungen an die eigene Situation oder die Zukunft zu stellen.

Wer noch nie meditiert hat und nicht ganz frei von Berührungsängsten ist, versucht am besten zuerst einmal, seinen Alltag aufmerksamer zu meistern, Momente intensiver wahrzunehmen, präsenter zu sein bei alltäglichen Tätigkeiten. Sich so oft es geht auf das Hier und Jetzt zu konzentrieren, ist eine hervorragende Übung, die wir auch nötig haben, weil unsere Aufmerksamkeitsschwelle durch die digitale Dauerbeschallung sinkt. Der bekannte amerikanische Psychologe und Kognitionswissenschaftler Daniel Simons entlarvte unsere ausgeprägte Unachtsamkeit und Ablenkungsbereitschaft einmal in einem Experiment: Er ließ einen Schauspieler auf der Straße einen Passanten nach dem Weg fragen. Während der Passant ihm antwortete, drängten sich zwei Leute, die eine Tür transportierten, dazwischen. Für einen kurzen Augenblick also sahen Schauspieler und Passant einander nicht mehr. Just in diesem Moment kam nun ein neuer Schauspieler ins Spiel, der völlig anders als der vorherige aussah und komplett anders gekleidet war. Auch die Stimmen der Schauspieler ähnelten sich nicht im Geringsten. Trotzdem bemerkte etwa die Hälfte der nach dem Weg gefragten Menschen nicht, dass sie plötzlich eine ganz andere Person vor sich hatten. Psychologen sprechen vom *Mind Wandering*, was so viel bedeutet wie: Wir tun etwas, ohne darauf zu achten, in Gedanken sind wir ganz weit weg.

Achtsamkeitsgeschulte Menschen versuchen, sich gegen derartige Unkonzentriertheit im Jetzt zu entscheiden. Man kann zum Briefkasten hetzen, um nachzusehen, ob eine neue Forderung vom Finanzamt eingetroffen ist, oder man kann versuchen, ohne sich getrieben zu fühlen zum Briefkasten zu gehen, ganz bewusst, und schlicht nachzusehen, ob man Post hat, ohne sich vorher bereits die schlimmsten Nachrichten auszumalen.

Man spricht übrigens von der »informellen Praxis der Achtsamkeit«. Es sind ja oft die kleinen, alltäglichen Dinge, die uns unter Strom setzen und in der Summe jenes Überforderungsgefühl auslösen, unter dem viele zum Multitasking neigende Menschen leiden. Achtsam zu leben bedeutet auch, entschleunigt zu leben. Das heißt nicht, dass wir unsere Ziele niedriger stecken müssen oder Zeit verlieren würden, im Gegenteil. Doch »wenn wir den Dingen ihren Lauf lassen, sie ihren eigenen Rhythmen und Zyklen anheim geben, sie sich entfalten lassen in ihrem individuellen Tempo, fällt ein hohes Maß an Hetze und Getriebensein sowohl der anderen als auch von uns selbst augenblicklich weg«, so Banzhaf und Schmidt. »Das Gras wächst nicht schneller, wenn wir daran ziehen.« Achtsames Atmen, Essen, Sprechen und Gehen seien der beste Garant für die natürliche und gesunde Entfaltung dieses rhythmischen Ausdrucks unseres Lebens. In ihrem Buch *Meditieren heilt* dokumentieren die beiden Autoren mehrere eindrucksvolle Erfahrungsberichte von Menschen, denen die Verbindung zu ihrem Inneren abhandengekommen ist, die sich verloren fühlten, entfremdet, leer. Bis sie zu meditieren begannen.

Wenn wir psychisch aus dem Gleichgewicht kommen oder uns überfordern, senden uns unsere Körper unzählige Signale wie Übelkeit, Mangelerscheinungen, Müdigkeit, Entzündungen, Kopfschmerzen. Oft werden diese Zeichen von uns nicht beachtet, verdrängt oder gar mit Tabletten beiseitegeschoben. Keine Bewusstseinsveränderung vollzieht sich von heute auf morgen. Angeleitete Achtsamkeitstrainings in Gruppen können dabei helfen, es gibt aber inzwischen auch eine Vielzahl an Apps, Videos oder darauf ausgerichteten Büchern, die einem helfen können, regelmäßig zu meditieren.

Oft beginnen Menschen aus Überforderung mit der Meditation. Banzhaf und Schmidt erwähnen in ihrem Buch den Bericht eines Kursteilnehmers, dessen Leben von dem Dreiklang »höher, weiter, schneller« bestimmt wurde. »Es geschah eines Winterabends auf einer Vollgasautofahrt. Ein Gefühl stieg in mir auf vom Lendenwirbel her kommend, über den Magen, Bauch, Rücken Richtung Brust, Halsbereich. Angst, Panik, Herzrasen, Bluthochdruck, Verspannung, Atemnot.« Bis er das Bedürfnis nach Höchstgeschwindigkeit aus seinem Leben verbannen konnte, berichtet der Mann, habe es eine Weile gedauert. Durch das Achtsamkeitstraining wurde er sich seiner selbst wieder bewusst – und nahm genauer wahr, was um ihn herum eigentlich geschieht, anstatt mit Vollgas daran vorbeizurasen. Der Stimme seines Körpers hört er jetzt aufmerksamer, achtsamer zu.

Schmidt und Banzhaf listen ein paar sowohl das Außen als auch das Innen betreffende Faktoren auf, die uns dabei unterstützen, gesünder und heiler zu werden. Zu den äußeren Faktoren gehören unter anderem ein gutes Gleichgewicht aus Bewegung und Entspannung, aber auch Ernährung gilt hier als wichtiger Teil. Denn nur, wer sich auf die Lebensmittelauswahl, den Prozess von Kochen und Essen sowie das tatsächliche Geschmackserlebnis eines Gerichts konzentriert, ist im Jetzt und hat nicht bereits mit einem Auge die Zukunft im Blick.

Die inneren Faktoren, die im Folgenden beschrieben werden, können durch Meditation verstärkt werden. Dabei handelt es sich um:

- *Freude* Sich über die kleinen Dinge, über Alltägliches zu freuen, das uns selbstverständlich erscheint, wie zum Beispiel ein schöner Sonnenuntergang, hebt die Stimmung. Zur Freude gehört auch, sich mit anderen zu freuen, über deren Erfolge und deren Glück.
- *Gelassenheit* Gelassenheit können wir in vielen alltäglichen Situationen üben, zum Beispiel beim Bäcker in der Schlange: Nehmen wir einmal an, vor uns steht eine Person, die sich nicht recht entscheiden kann und hin und her überlegt. Anstatt innerlich zu kochen, heißt es: durchatmen! Genau genommen regen wir uns viel zu oft über Kleinigkeiten auf, anstatt einfach mal gelassen zu bleiben.
- *Mitgefühl* Kurz gesagt bedeutet Mitgefühl, nicht mit Scheuklappen durch die Welt zu laufen und die Augen nicht vor den Bedürfnissen und Nöten anderer zu verschließen. Es ist freilich niemandem damit geholfen, wenn man sich vom Leid anderer einnehmen lässt. Aber mit offenen Augen und Ohren seiner Umwelt zu begegnen und sein Herz berühren zu lassen, das bringt einen näher zu sich selbst.

- *Dankbarkeit und Demut* Wir nehmen vieles als selbstverständlich. Manchmal aber, wenn wir Ruhe und Muße haben, fallen uns ansonsten übersehene Schönheiten auf, das Wolkenspiel am Himmel, der Duft des Frühlings und so weiter. Das Gefühl, das einen dann überkommt: Dankbarkeit – und ja, vielleicht auch ein bisschen Demut.

ACHTSAMES ESSEN

Aber jetzt zum Essen – eine der sinnlichsten Erfahrungen überhaupt – und den Gefahren der Unachtsamkeit. In ihrem Buch *Nudge. Wie man kluge Entscheidungen anstößt* schildern Richard H. Thaler und Cass R. Sunstein folgende Szene: Thaler hat ein paar Freunde zum Abendessen eingeladen. Neben dem Rotwein stellt er eine große Schüssel Cashewkerne auf den Tisch. Obwohl alle wissen, dass es demnächst Essen gibt, beginnt jeder Gast, von den Nüssen zu naschen.

Um 19.30, kurz bevor Thaler die Nüsse wegräumt, hatten seine Gäste drei Optionen: Sie konnten ein paar Nüsse essen, alle Nüsse essen oder komplett auf die Nüsse verzichten. Die beste Variante liegt auf der Hand: ein paar Nüsse essen und sich dann aufs Dinner freuen. Hätte Thaler die Schüssel mit den Cashewkernen nicht weggeräumt, hätten alle weitergesnackt. Jetzt aber, da Thaler seinen Gästen die Entscheidung abgenommen hat, sind sie kollektiv erleichtert und froh. Was also, fragen Thaler und Sunstein, veranlasst eine Gruppe dazu, innerhalb einer Viertelstunde (so lange stand die Schüssel ungefähr auf dem Tisch) ihre Meinung zu ändern? Oder hatten sie das in Wahrheit gar nicht getan? »In der Wirtschaftswissenschaft bezeichnet man ein solches Verhalten als dynamisch inkonsistent«, so die Autoren. »Anfangs gibt die Gruppe Option A den Vorzug vor B, doch später entscheidet sie sich für B und nicht für A.«

Dynamische Inkonsistenz zeigt sich bei vielen Gelegenheiten. Mancher meint, am Samstagmorgen Sport treiben zu wollen, hängt aber am Nachmittag immer noch auf der Couch herum und sieht fern oder vertreibt sich die Zeit mit Videospielen. Um das Phänomen besser begreifen zu können, führen Thaler und Sunstein zwei Begriffe ein: Versuchung und Gedankenlosigkeit. Thalers Dinnergäste erliegen demnach nicht nur der Versuchung, sie handeln auch gedankenlos. Sie schalten eine Art Autopilot ein. »Überhaupt zeigt sich, dass wir beim Essen besonders gedankenlos sind. Viele von uns stopfen einfach in sich hinein, was vor uns hingestellt wird. Aus diesem Grund ist es wahrscheinlich, dass der Inhalt einer großen Schüssel mit Cashewkernen völlig aufgezehrt wird – egal, wie gut das Essen ist, das gleich danach folgt.«

In einem Chicagoer Kino führten Wissenschaftler einen Versuch durch, bei dem die Kinobesucher kostenlos fünf Tage altes Popcorn bekamen – die eine Hälfte erhielt eine große Packung, die andere eine mittelgroße. Auf Begeisterung stieß das alte, fade Popcorn nicht gerade. Ein Besucher sagte: »Es war, als würde man in Styropor gehüllte Erdnüsse essen.« Und trotzdem: Die Empfänger der großen Packung Popcorn aßen 53 Prozent mehr, obwohl es ihnen gar nicht schmeckte. Das sind im Schnitt etwa 173 Kilokalorien und ungefähr 21 zusätzliche Griffe in den Popcornbehälter. Zwei vergaßen sogar, dass sie das Popcorn umsonst bekommen hatten, und forderten ihr

Geld zurück. Auf die Frage, ob sie glaubten, mehr Popcorn gegessen zu haben, nur weil sie einen größeren Behälter bekommen hatten, antworteten die meisten Kinobesucher mit einem klaren Nein. »So was würde mir nicht passieren«, »so leicht lasse ich mich nicht aufs Glatteis führen« oder »ich weiß ziemlich genau, wann ich satt bin«, lauteten manche selbstbewussten Antworten. Doch der Versuch wurde mit dem gleichen Ergebnis in mehreren anderen Kinos wiederholt.

Jon Kabat-Zinn schreibt, wir hätten uns zu einer Gesellschaft entwickelt, »in der gescheiterte Diäten und kalorienreduzierte Limonaden die üblichen Begleiterscheinungen der Suche nach dem ›perfekten Körper‹ sind.« Warum, fragt er, folgen wir ausgeklügelten Programmen, um nach deren Absolvierung in uns hineinzuschlingen, was wir uns vorher versagt haben?

»Anstatt uns um wahres Wohlbefinden, wirkliche Heilung und echtes Glück zu bemühen, sind wir übermäßig mit unserem Gewicht und unserem äußeren Erscheinungsbild beschäftigt.« Wir täten sehr viel mehr für unsere Gesundheit, wenn wir die neurotische Jagd nach einem Phantom aufgäben und uns gewissen Grundfragen zuwenden würden. Zum Beispiel könnten wir uns damit beschäftigen, was gerade jetzt in unserem Geist vorgeht, während wir auch schon als Reaktion darauf nach etwas Essbarem greifen. »Das Gefühl des Heißhungers oder das impulsive Verlangen nach etwas ganz Bestimmtem würde uns auf diese Weise bewusst, und wir könnten die auslösenden Stimmungen, Gefühle und Gedanken wahrnehmen und weiterziehen lassen, bevor wir uns automatisch etwas in den Mund stecken. Die Veränderung beginne damit, einen inneren Prozess in Gang zu setzen, bei dem Sie versuchen, während des ganzen Tages (oder sooft Sie es eben schaffen) im Körper zu sein, sich in ihm zu spüren und im liebevollen und akzeptierenden Kontakt mit sich selbst zu bleiben.«

Bezogen aufs Essen bedeutet das: der Entscheidung, etwas zu essen, in jedem Augenblick innerlich beizuwohnen. Es bedeutet, den eigenen Hunger grundlegend zu verstehen. Bei jedem Bissen mit allen Sinnen dabei zu sein und wirklich zu sehen, zu empfinden, zu schmecken und zu riechen, was wir verspeisen. Und es bedeutet, in sich hineinzuspüren, wie man sich vor, während und nach einer Mahlzeit fühlt. Es geht nicht um das Einhalten von Ernährungsregeln, sondern um das Gespür für Balance und dafür, was einem guttut. Je mehr es uns gelingt, bei uns selbst zu bleiben und alle Gefühle zu akzeptieren, auch die unangenehmen, umso klarer signalisieren uns Geist und Körper, was wir über das eigene Verhältnis zum Essen wissen müssen. »Eine gesündere Ernährungsweise ist dann das natürliche Ergebnis einer in diesem Prozess neu gewonnenen Präsenz, Sensibilität und Stabilität«, so Kabat-Zinn. Hier gilt wie überall sonst: Übung macht den Meister.

Dem einen oder anderen mag die »Rosinenmeditation« auf den ersten Blick vielleicht etwas gewöhnungsbedürftig und esoterisch vorkommen, womöglich gar lächerlich, aber ihr eine Chance zu geben lohnt sich. Zumindest, wenn man seinen Erfahrungshorizont erweitern möchte, und genau darum geht es hier ja. Man benötigt dafür fünf bis zehn Minuten, in denen man allein und absolut ungestört ist (kein vibrierendes Smartphone, keine leise Musik, niemand, der hereinplatzen kann). Neben ein paar Rosinen braucht man ein Blatt Papier und einen Stift, um nach der Meditation seine Gedanken, Erlebnisse und Empfindungen aufschreiben zu können. Im ersten Schritt geht es schlicht darum, sich eine Rosine in die Handfläche zu legen und dann zwischen Zeigefinger und Daumen zu halten. Wie ist ihr Gewicht? Wirft die Rosine einen Schatten? Die Idee ist, diese kleine Rosine wie etwas zu betrachten, das man nie zuvor gesehen hat. Als wäre die Rosine ein kleines Wunder. Wie genau sieht sie aus? Changiert ihre Farbe? Gibt es helle und dunkle Stellen? Sieht sie trocken aus oder saftig?

Es folgt das Betasten. Wie fühlt sich die Rosine in der anderen Hand an? Genauso? Anders?

Schritt vier konzentriert sich auf das Riechen. Auch hier gilt es, aufmerksam zu sein, den Geruch wahrzunehmen, egal wie intensiv oder schwach der Eigengeruch der Rosine ist.

Als Nächstes darf man die Rosine in den Mund nehmen, beziehungsweise, so heißt in dem Buch *Achtsamkeitstraining*: »Legen Sie sie sanft auf Ihre Zunge und beobachten genau, was diese tut, um die ›Gabe‹ zu empfangen. Spüren Sie, noch ohne zu kauen, wie sich die Rosine auf Ihrer Zunge anfühlt. Erforschen Sie sie mit der Zunge, nehmen Sie sich dreißig Sekunden Zeit dazu oder auch ein wenig mehr.«

Dann kommt das Kauen, langsam, bedächtig und begleitet von der Frage: Wie schmeckt die Rosine?

Ja, irgendwann darf man die Rosine auch schlucken: »Passen Sie auf, ob Sie den Moment bemerken, an dem zum ersten Mal die Absicht in Ihren Gedanken auftaucht, die Rosine zu schlucken. Bleiben Sie mit Ihrer ganzen Aufmerksamkeit dabei, bevor Sie es schließlich tun.«

Es folgt das Nachspüren. Also: Schmecken Sie die Rosine noch? Und wie steht es mit Ihrer Lust auf eine zweite Rosine?

Zum Schluss schreiben Sie die Gedanken und Gefühle nieder, die während der Übung auftauchten. Mark Williams und Danny Penman versammeln ein paar Beispiele ihrer Kursteilnehmer:

»Der Geruch war unglaublich; er war mir noch nie aufgefallen.«

»Ich habe mich ziemlich doof gefühlt, irgendwie, als ob ich im Kunstunterricht wäre.«

»Ich habe mir gedacht, dass sie ziemlich hässlich aussieht … so klein und runzelig, aber der Geschmack war ganz anders als normalerweise. Damit hatte ich nicht gerechnet. Sie schmeckte ziemlich gut.«

»In dieser einen Rosine steckte mehr Geschmack als in den etwa zwanzig Stück, die ich mir sonst, ohne groß nachzudenken, auf einmal in den Mund stopfe.«

Viele Kursteilnehmer, so die Autoren, würden nach der Konzentrationsübung sagen, sie hätten das erste Mal seit Jahren das Gefühl gehabt, beim Essen auf ihre Kosten zu kommen – und das ist tatsächlich erstaunlich.

»Was passiert normalerweise mit all dem Geschmack? Er verschwindet einfach. Unbemerkt. Rosinen sind so unbedeutend; wir schieben uns gern nebenbei eine ganze Handvoll in den Mund, während wir mit ›wichtigen Dingen‹ beschäftigt sind.« Es mag nicht entscheidend sein, das Geschmackserlebnis einer Rosine zu verpassen, aber summiert man sämtliche Geschmackserlebnisse, denkt man an die vielen verpassten optischen, akustischen, kulinarischen, olfaktorischen und taktilen Genüsse, dann macht es eben doch einen gewaltigen Unterschied, ob man achtsam isst oder nicht.

Bei Diäten – deshalb sind sie über kurz oder lang auch zum Scheitern verurteilt – ist indes die treibende Kraft der Verzicht.

Psychologen der Universität Maryland führten ein interessantes Experiment mit Studenten durch. Die in zwei Gruppen eingeteilten Probanden mussten eine einfache Konzentrations-Aufgabe lösen, und zwar eine Comic-Maus in einem Labyrinth sicher zu ihrem Mauseloch zu führen, ohne den Bleistift dabei abzusetzen. Der einzige Unterschied: Die eine Gruppe erhielt einen Ausdruck, bei dem vor dem Mauseloch nahe des Labyrinthausgangs ein Käsestück abgebildet war. In der Fachsprache nennt man das ein positives Ziel beziehungsweise ein Annäherungsziel. Auf dem Ausdruck für die andere Gruppe fehlte der Käse. Stattdessen kreiste über dem Labyrinth eine angriffslustige Eule, bereit, die Maus jederzeit zu schnappen. Hier handelt es sich also um ein negatives oder Vermeidungsziel. Beide Gruppen jedenfalls lösten die Aufgabe ähnlich schnell. Danach legten die Wissenschaftler den Probanden einen Kreativitätstest vor, der scheinbar nichts mit dem vorherigen Test zu tun hatte. Beim Abschneiden zeigten sich dieses Mal deutliche Unterschiede: die Gruppe, die sich vor der Eule hatte in Acht nehmen müssen, schnitt um fünfzig Prozent schlechter ab als die Gruppe, die der Maus dabei half, den Käse zu finden. »Im Kopf der Probanden«, so Williams und Penman, »wurden Abwehrmechanismen aktiviert, die ihnen ein bleibendes Gefühl von Angst vermitteln und sie wachsamer und vorsichtiger sein ließen. Diese innere Haltung schwächte nicht nur ihre Kreativität, sondern schränkte gleichzeitig ihre Flexibilität ein.«

Bezogen auf unsere Ernährung heißt das: keine unumstößlichen Regeln aufstellen. Es verengt den Blick und schadet nur.

Die amerikanische Psychologin Jean Kristeller, Mitbegründerin des *Center for Mindful Eating* und Autorin des Buchs

The Joy of Half a Cookie macht sich für das Prinzip *quality over quantity* stark, also Qualität schlägt Quantität. Die Befriedigung beim Essen ist sehr viel größer, wenn es uns fantastisch schmeckt. Je komplexer die Aromen, desto länger werde die Geschmackszufriedenheit anhalten, so Kristeller.

Die Forschung zu Achtsamkeit und Essverhalten steckt zwar noch in den Kinderschuhen; was sich allerdings herauskristallisiert, ist das enorme gesundheitliche Potenzial. Einige Experten sind der Ansicht, dass der Körper von Achtsamkeitspraktizierenden in vielerlei Hinsicht von der Schulung des Geistes profitiert, und zwar vom Darm bis zum Gehirn.

Die Ernährungsexpertin Megrette Flechter ist überzeugt davon, dass achtsames Essen hilft, eine neue Verbindung zu unserem Hunger- und Sättigungsgefühl herzustellen und Signale zu erkennen, die viele von uns gar nicht mehr bemerken, weil wir zu sehr abgelenkt sind oder strikte Regeln unseren Ernährungstakt vorgeben. Der größte Vorteil achtsamen Essens sei, sagt sie, dass es den Grundstein für eine nachhaltige Ernährung lege. Achtsames Essen hilft uns, bewusster und weniger zu essen und intensiver zu genießen, während Unachtsamkeit das Gegenteil bewirkt.

Wer also vor dem Fernseher isst, der läuft nicht nur Gefahr, während des gebannten Auf-den-Bildschirm-Guckens mehr zu essen, sondern im Laufe des restlichen Tages beherzter zuzuschlagen. Je abgelenkter wir sind, desto schlechter erinnern wir uns nach einer Mahlzeit daran, was genau wir eigentlich gegessen haben – und wie viel. Aber genau diese Erinnerung ist enorm wichtig, weil auch sie unseren Appetit beeinflusst.

Studien haben gezeigt, dass Menschen, die nach dem Mittagessen detailliert wiedergeben mussten, was sie gegessen hatten, beim Nachmittagssnack weniger aßen als jene, die, kaum hatten sie den letzten Bissen verschlungen, keinen Gedanken mehr an das Gegessene verschwendeten.

Achtsames Essen zu trainieren, kann auch emotionalen Essern helfen, wieder mit sich in Einklang zu kommen und seelisch herausfordernde Situationen ohne Essattacken zu meistern. »Wenn wir uns unserer Essbedürfnisse bewusst sind – und wenn wir uns im Klaren darüber sind, wie wir uns fühlen, wenn wir zum Beispiel ein Stück Schokoladenkuchen gegessen haben, werden wir vielleicht mit weniger Bissen zufrieden sein«, so Ashley Manson von der Psychiatrie-Abteilung der Universität von Kalifornien. Eine Studie, an der Manson beteiligt war, kam zu dem Ergebnis, dass Menschen, die bewusstes Essen praktizierten, sich weniger stark von ihren Gefühlen treiben ließen, also weniger aßen, was sich auch auf ihr Gewicht auswirkte. Wer achtsam ist – und isst –, blickt klarer auf sein gesamtes Leben, also auch auf sein Essverhalten, und kann besser benennen und verstehen, wie er tickt. Die eigenen Trostmechanismen zu durchschauen und zu durchbrechen, ist gesünder und zielführender als jede Diät.

Eine Studie von Forschern der McGill Universität in Montreal untersuchte zum Beispiel, welche Achtsamkeitstechniken einen davor abhalten, dem Heißhunger auf Schokolade nachzugeben, und kam zu dem Ergebnis, dass besonders drei Schritte zum Ziel führen: Bewusstsein, Akzeptanz und Disidentifikation.

Man lehnt sich also zurück und betrachtet seine Schokoladengelüste, ohne sie zu bewerten. Anstatt, so die Autoren der Studie, sich selbst zu sagen: »Ich bin gestresst (traurig, einsam, wütend)«, solle man besser sagen: »Ich fühle mich gestresst (traurig, einsam, wütend)«. Die Idee ist zu erkennen, was einem die Vernunft zwar sagt, was aber oft schwierig umzusetzen ist: dass nämlich Gefühle uns nicht definieren, sondern nur ein Teil von uns sind, dem man nicht breitwillig die Regie über unser Verhalten überlassen sollte.

Die Probanden der Studie wurden in verschiedene Meditationsgruppen mit je unterschiedlichem Fokus eingeteilt. Nach einem zweiwöchigen Training passierte Folgendes: Die Forscher ließen ihre Versuchsteilnehmer ein Stück Schokolade auspacken und anfassen – eine Minute lang. Dann mussten sie die Schokolade wieder abgeben und bewerten, wie stark sie sich nach der Süßigkeit, die eben noch verzehrfertig und verführerisch in ihren Händen lag, sehnten. Diejenigen, die besonders Disidentifikation trainiert hatten, sehnten sich deutlich weniger nach der Schokolade als jene Meditationsgruppen, die das nicht getan hatten. »Sie entwickelten weniger intensive Heißhungerattacken auf Schokolade, weil sie diese nun als im Allgemeinen weniger wünschenswert empfanden«, sagte Julien Lacaille, einer der führenden Autoren der Studie. Mentales Training braucht Zeit, aber die Studie zeigt, wie zahlreiche andere Studien auch, dass sich Gehirntraining lohnt. Denn mit etwas Übung können wir uns in einen Zustand versetzen, in dem wir nicht mehr Getriebene sind, sondern Handelnde.

An der amüsantesten Stelle im Achtsamkeits-Buch von Jan Chozen Bays beschreibt die Expertin ihre gedanklich intensive Beschäftigung mit Donuts. Bays war eigentlich überzeugt, die süßen Kringel scheußlich zu finden. Eines Tages aber, eine Freundin fuhr sie gerade nach Hause, hielt eben diese Freundin an einer Straßenecke, um Geld zu spenden – und bekam als Dank einen Karton voller Donuts. Sie bot Bays einen Donut an, die lehnte ab, die Freundin insistierte, es handele sich doch um *Krispy Kremes*. Und Bays? Ließ sich ausnahmsweise breitschlagen. Am Ende aß sie drei Donuts. Am nächsten Tag merkte Bays während des Meditierens, wie ein neues Fenster auf ihrem inneren Bildschirm auftauchte. Ein Krispy-Kreme-Donut! Sobald ihr der Gedanke kam, sie möge doch gar keine Donuts, wurde das Fenster größer. »Aber *Krispy Kremes* magst du *doch*!«, stand darin. »Ich beobachtete, in welchen Situationen das Fenster auftauchte, und stellte fest, dass es sich immer dann öffnete, wenn ich besorgt, müde oder hungrig war.« Zum Glück, so Bays, lebe sie in einem Kloster auf dem Land und die nächste *Krispy-Kreme*-Verkaufsstelle liege eineinhalb Autostunden entfernt. Bays blieb nichts anderes übrig, als das Verlangen als Verlangen zu beobachten und auf sein Verschwinden zu warten. Nach drei Wochen schloss sich das Fenster wieder – und blieb auch geschlossen. »Unterstützend wirkte dabei das (unwahre) Gerücht, die cremige Konsistenz von *Krispy Kremes* sei auf Glycerin zurückzuführen.« Also stellte Bays sich vor, wie Mineralöl in einen Donut gespritzt wurde. Man muss allerdings nicht zu solchen Mitteln greifen, um sich ein lieb gewonnenes Lebensmittel abzugewöhnen. Manchmal tut es auch einfach gut, sich den ersehnten Donut – wenn man dafür nicht gerade eine halbe Ewigkeit Auto fahren muss – oder das warme Marzipancroissant zu gönnen. Als schöne kleine, aber bewusste Ausnahme sozusagen.

ACHTSAMKEITSÜBUNGEN
FÜR JEDEN TAG

EIN HOBBY AUSÜBEN Neben der Meditation helfen auch Hobbys beim Trainieren von Achtsamkeit. Gärtnern zum Beispiel, Vögel beobachten, Möbelstücke restaurieren, stricken. Es ist kein Zufall, dass Ausmalbücher bei Erwachsenen sehr beliebt sind. Sie entspannen uns offenbar enorm und helfen, Stress abzubauen. Der australische Neurowissenschaftler Stan Rodski sagte in einem Interview mit der Zeitschrift *Psychologie heute*: »Ich befasse mich seit über drei Jahrzehnten mit dem Thema Stressbewältigung – und mit den Auswirkungen von Stress auf unser Wohlbefinden. Dabei habe ich auch den Einfluss von Stresshormonen auf die Gesundheit untersucht, besonders von Kortisol. Ich habe unter anderem beobachtet, wie die starke Ausschüttung von Kortisol über einen längeren Zeitraum hinweg Amyloid fördert – ein potentiell gefährliches Geflecht von Proteinfasern.« Amyloid könne beispielsweise zu Ablagerungen im Blutsystem führen. Das wiederum könne lebensbedrohliche Ereignisse wie Herzinfarkte oder Hirnschläge zur Folge haben. Aber Amyloid könne auch auf weniger unmittelbaren Wegen lebensgefährliche Krankheiten wie etwa Diabetes vom Typ 2 begünstigen. »Hobbys helfen, diesen vielen Gesundheitsrisiken, die mit Kortisol verbunden sind, entgegenzuwirken«, sagt Rodski.

Widmen wir uns einem Hobby, schüttet unser Körper Dopamin und Serotonin aus, dadurch sinkt die Produktion von Kortisol. Und: Das noch im Körper vorhandene Kortisol wird abgebaut.

Rodski selbst lässt seine Patienten gern malen. Deren positives Feedback hat ihn bestärkt, dem Effekt wissenschaftlich auf den Grund zu gehen. Mittels Elektroenzephalographie (EEG) misst er die Hirnströme seiner Probanden an der Schädeloberfläche. »Ich habe beobachtet, dass das Gehirn während des Ausmalens stärker sogenannte Alphawellen generiert. Diese Wellen, die entspannte Wachheit signalisieren, treten zum Beispiel auch auf, wenn wir Achtsamkeitsübungen praktizieren. Sie sind mit einem angenehmen Bewusstseinszustand verbunden. Mit anderen Worten: Das Gehirn wurde ruhiger bei meinen Patienten, und sie fanden einen Zugang zum Hier und Jetzt.«

Natürlich ist nicht jedes Hobby für jeden gleichermaßen geeignet. Gärtnern mit Pollenallergie stresst mehr, als dass es entspannt. Wer als Kind den Kunstunterricht hasste und eine pedantische Lehrkraft hatte, empfindet beim Ausmalen womöglich Frust. Und im Watt zu stehen und Vögel zu beobachten, ist für ungeduldige Menschen sicherlich nicht die allerbeste Wahl. Kurz: Das Hobby sollte zu unserem Wesen passen.

Wir lieben aber das Ausmalen, obwohl wir ständig patzen? Verlieren beim Stricken Maschen, sodass am Ende das Muster schief ist, und auch farblich ist der Schal nicht geglückt? Das muss nicht unbedingt dagegensprechen, dieses Hobby auszuüben, sagt Rodski. Bestenfalls werden wir nämlich nachsichtiger mit uns selbst und schalten unsere laute innere Kritikerstimme zur Abwechslung mal ein paar Stufen runter.

ZU FESTEN ZEITEN ESSEN Wenn uns unser Tagesablauf zu sehr davon abhält, auf unseren Körper und seine Signale (wie zum Beispiel Hunger) zu achten, kann es sinnvoll sein, eine gewisse Zeitstruktur in das eigene Essverhalten zu bringen. Wer morgens nie hungrig ist und sich mittags heißhungrig auf die Mahlzeit stürzt, kann am späten Vormittag eine Viertelstunde für eine Tasse Tee und einen Apfel einplanen. Andere empfinden es vielleicht als angenehm, morgens regelmäßig zwanzig Minuten ohne Ablenkung und Unterbrechung zu frühstücken oder eine große Mahlzeit zu verschieben.

Wer die eigene Hungerkurve über den Tag kennt, kann sich auch gut darauf vorbereiten, dass er nachmittags um halb drei zuverlässig einen Snack benötigt. Und auch der Verdauung tun einigermaßen regelmäßige Essenszeiten gut, denn die kann sich in den Zeiten zwischen den Mahlzeiten erholen.

DEM EIGENEN HUNGER NACHSPÜREN Fragen Sie sich einmal jeden Tag, wenn Sie hungrig sind: Was genau für einen Hunger verspüre ich gerade? Woher kommt er, was bedeutet er, warum möchte ich jetzt ausgerechnet diese eine Sache essen? Es ist okay, dieses eine Nahrungsmittel dann auch zu essen, die Übung dient vielmehr dem Verstehen der Bedürfnisse, die sich hinter dem eigenen Hunger verbergen. Auch wichtig: Was sind Ihre persönlichen Herzhungersignale? Beobachten Sie Ihr Verlangen nach einem Nahrungsmittel. Wie lange hält Ihre Lust auf ein Stück Torte an, wenn Sie diesem Wunsch nicht sofort nachgeben? Vergessen Sie die Torte relativ rasch wieder oder taucht der Gedanke an sie immer mal wieder auf?

SICH NICHT ABLENKEN LASSEN Nehmen Sie eine Mahlzeit am Tag (idealerweise natürlich alle Mahlzeiten, aber eine ist zumindest ein guter Anfang) ohne Ablenkungen ein. Ohne Smartphone, ohne Fernseher, ohne Zeitung, ohne nebenbei Dinge zu erledigen.

SICH SELBST BEOBACHTEN Beginnen Sie eine Mahlzeit am Tag mit einem achtsamen Bissen, auf den sie sich ganz und gar konzentrieren. Legen Sie danach das Besteck kurz weg. Machen Sie sich bewusst, was diese Mahlzeit für Sie bedeutet. Das können unterschiedliche Dinge sein – die Mahlzeit sättigt, macht stark und zeigt einem, dass man keinen Mangel leiden muss, aber vielleicht handelt es sich auch um ein Lieblingsgericht oder eine Mahlzeit, die Erinnerungen an einen bestimmten Moment im Leben wachruft.

MIT DEM INNEREN KRITIKER KOMMUNIZIEREN Jan Chozen Bays rät: »Hören Sie die Stimme des inneren Kritikers, wenn er Bemerkungen über Lebensmittel, Essgewohnheiten, Gewicht und Aussehen macht.« Und dann, nachdem wir den inneren Kritiker zur Kenntnis genommen haben: loslassen und sich wieder dem Jetzt zuwenden, sich auf das Ein- und Ausatmen konzentrieren, den Geräuschen lauschen. Wer sich ganz und gar aufs Jetzt konzentriert, dem kann der quengelnde innere Kritiker nichts anhaben.

KAUEN LERNEN: KONZENTRIERT ESSEN UND JEDEN BISSEN WAHRNEHMEN Horace Fletcher, 1849 in Kopenhagen geboren, war ein der Völlerei zugewandter Mann, weshalb er bereits in mittleren Jahren einen schwer übergewichtigen Körper hatte und von seinen Ärzten als hoffnungsloser Fall betrachtet wurde. Sein Darm war in einem miserablen Zustand, Fletcher litt unter Verstopfungen und Durchfall, und seine Bauchspeicheldrüse tat ihren Dienst schon lange nicht mehr ordentlich. Auch die Leber war von seinem Lebensstil angegriffen. Weder Medikamente noch von den Ärzten verschriebene Anwendungen konnten das Blatt wenden. Ein in die Jahre gekommener Arzt sagte ihm, seine Organe seien durch Stoffwechselgifte derart geschädigt, dass er nur noch ein Minimum an Essen zu sich nehmen dürfte – und zwar ausschließlich unverarbeitete Lebensmittel, die er gut einspeicheln sollte, damit die belastete Bauchspeicheldrüse weniger Arbeit hat. Jeden Bissen, so der Arzt, sollte er deshalb mindestens dreißigmal kauen.

Diese rigorose Kur rettete Fletcher das Leben. Sein Darm erholte sich, sein Unwohlsein verschwand und sein Stuhl wies wieder eine normale Konsistenz und Farbe auf. Bis zu seinem Lebensende behielt Fletcher das Kau- und Einspeichelprinzip bei und verfasste darüber sogar ein Buch: *Fletcherism*, zu Deutsch: Fletschern.

Die vom Arzt empfohlene Kauintensität schien Fletcher jedoch längst nicht das Gelbe vom Ei zu sein. Wer das Kauen erst einmal perfektioniert hat, der sollte nach Fletcher auf 150 bis 200 Bewegungen zielen – pro ordentlich eingespeicheltem Bissen wohlgemerkt. Im Sinne einer maximalen Konzentration verbietet es sich, während des Kauens sein Besteck oder gar etwas Essbares in den Händen zu halten. Alles, was sich trotz größter Anstrengung nicht verflüssigen lasse, solle wie ein Kirschkern oder eine Fischgräte aus dem Mund genommen werden.

Das Kauen zerlegt mithilfe des Speichels, von dem wir

einen bis eineinhalb Liter täglich produzieren, die Speisen in ihre Einzelteile. Wichtig ist dabei das im Speichel enthaltene Enzym Amylase, das Kohlenhydrate aufspaltet und die Verdauung erleichtert. Schlingen wir unser Essen, quälen wir unseren Körper mit kleineren und größeren Nahrungsbrocken, von denen er dann sehen kann, wie er sie zerlegt und ihnen Nährstoffe und Energie entzieht. Allerdings variiert die Amylase-Menge von Mensch zu Mensch. Je weniger jemand mit den Genen für das Stärke spaltende Speichelenzym ausgestattet ist, desto größer ist das Risiko für Fettleibigkeit.

Möglicherweise saß Fletcher zudem nicht richtig auf dem Klo, denn auch die Position, die man während des Entleerungsvorgangs einnimmt, wirkt sich auf unseren Stuhlgang aus, was niemand so amüsant beschrieben hat wie Giulia Enders in ihrem Bestseller *Darm mit Charme*. Unsere natürliche Kloposition sei, so Enders, schon seit Urzeiten die Hocke, das moderne Sitztoilettengeschäft indes existiere erst seit dem späten achtzehnten Jahrhundert. »Doch wer sagt denn, dass die Hocke den Muskel so viel besser entspannt und die Kotfahrbahn dadurch letztlich gerade wird?«, schreibt Enders. »Japanische Forscher haben deshalb Probanden leuchtende Substanzen gefüttert und beim großen Geschäft in verschiedenen Positionen geröntgt. Es stimmt – in der Hocke wird der Darmkanal schön gerade und es kann alles schnurstracks raus.« Man kann auch im Sitzen hocken: »Der Oberkörper wird leicht nach vorne gebeugt, und die Füße werden auf einen kleinen Hocker gestellt – et voilà, alles im richtigen Winkel.«

Ein japanisches Forscherteam untersuchte 2018, wie sich die Kaugeschwindigkeit auf das Körpergewicht auswirkt. Ihnen lagen die Daten von etwa 60 000 Frauen und Männern über 40 vor, die alle Diabetiker waren. Die meisten hatten in den Fragebögen ihre Essgeschwindigkeit als normal bezeichnet, viele als schnell und die wenigsten als langsam.

Was das Übergewicht betrifft, schnitt die Gruppe der Langsam-Esser, in der überdurchschnittlich viele Frauen waren, eindeutig am besten ab, sprich: Es waren darin deutlich weniger stark Übergewichtige als in der Gruppe der Normal- oder Schnell-Esser. Im *British Medical Journal* schrieben die Wissenschaftler, was bereits Fletcher in seinem Selbstversuch feststellte: dass nämlich auf langsameres Essen abzielende Maßnahmen mithelfen könnten, Übergewicht und gesundheitliche Folgen wie Diabetes, Herz-Kreislauf- und Krebs-Erkrankungen zu verhindern. »Das ist die erste Studie in dieser Größe, die den Effekt der Essgeschwindigkeit untersucht«, sagte Stefan Kabisch vom Deutschen Institut für Ernährungsforschung (DIfE) in Potsdam und in einem Interview und fügte einschränkend hinzu: »Das Ergebnis ist grundsätzlich plausibel, allerdings wird man die Stärke des Effekts relativieren müssen.« Fragebogendaten seien grundsätzlich mit Unsicherheiten behaftet, außerdem gebe es zahlreiche Überlappungen mit anderen Einflussfaktoren, die sich mit den vorhandenen Daten nicht berücksichtigen ließen. Eine große Schwäche der Studie sei etwa, dass sie keine Angaben zur Art des Essens oder zur sportlichen Aktivität der Teilnehmer enthält.

Woran allerdings nicht zu rütteln ist: Langsames Essen schützt vor einem »Überessen«, weil Sättigungssignale erst nach etwa zwanzig Minuten gesendet werden: »Das Sättigungsgefühl wird unter anderem durch die Magendehnung beim Essen ausgelöst«, so Kabisch. »Allerdings entsteht es zu einem großen Teil auch im Kopf. Wer langsamer kaut und isst, schmeckt auch länger und nimmt intensiver wahr, dass er überhaupt isst.«

ÖLZIEHEN Diese Technik aus der ayurvedischen Praxis beschreibt das Ritual einer morgendlichen Mundspülung, die bereits seit Jahrtausenden praktiziert wird. Diese Spülung regt die Verdauung durch den Speichelfluss an und bindet Bakterien. Das Ölziehen gilt als wirksame Therapie bei Parodontose, es bekämpft Krankheitserreger im Mund, wirkt präventiv gegen Mundgeruch und festigt das Zahnfleisch. Zehn bis fünfzehn Minuten (manche Experten empfehlen sogar zwanzig) sollte man das Öl – beispielsweise Bio-Sonnenblumenöl, oder, wie im Ayurveda, geröstetes Sesamöl – für eine maximale Wirkung im Mund hin und her bewegen und durch die Zahnzwischenräume pressen. Aber: Nicht schlucken bitte, sondern ausspucken, sonst würde man die nun im Öl gebundenen Bakterien und Gifte ja schlucken und dem eigenen Kreislauf wieder zuführen. Dass das Ölziehen den Körper, wie man oft liest, ganzheitlich entgiftet, ist freilich wissenschaftlich nicht belegt. Gut und gesund ist das Ölziehen aber in jedem Fall, solange man ihm keine wundersamen Kräfte attestiert.

FASTEN –
EINE TRADITIONELLE
HEILPRAXIS

In allen großen Weltreligionen fasten die Menschen: Im Christentum beginnt der Verzicht sieben Wochen vor Ostern, im Judentum ist der strengste Fastentag der Versöhnungstag Jom Kippur, ein Rundumverzicht für 24 Stunden, in denen nicht nur nicht gegessen, sondern auch nicht getrunken werden darf. Auch Sex ist an diesem Tag verboten. Muslime fasten während Ramadan, dem neunten Monat ihres Kalenders. Gefrühstückt wird während dieser Zeit vor Sonnenaufgang, und das Fastenbrechen erfolgt bei Sonnenuntergang. Zwar gibt es im Buddhismus keine fest vorgeschriebene Fastenzeit, aber Verzicht beziehungsweise Mäßigung spielt in dieser Religion ohnehin eine wesentliche Rolle, wobei es um Leidüberwindung geht, um das Zurückdrängen des eigenen Egoismus und die Stärkung gemeinschaftlicher Verantwortung.

Die Zeit der Einkehr und Besinnung hat laut Umfragen hierzulande in den vergangenen Jahren zwar deutlich an Popularität gewonnen, wobei der religiöse Hintergrund mehr und mehr verblasst ist. Verzichtet wird für eine Zeit lang auf Alkohol, Süßigkeiten, das Rauchen und andere Laster wie eine übertriebene Smartphone- oder Netflix-Nutzung. Hört man sich zur Fastenzeit im Freundes- und Bekanntenkreis um, scheint das Fasten mittlerweile zu einem großstädtischen Bio-Lebensstil dazuzugehören, ohne dass jedoch ernsthaft gefragt würde, wie man das Fasten in seinen Alltag integrieren kann. Seitdem Intervallfasten verstärkt in den Medien auftaucht, ändert sich aber auch das langsam.

Es war der Arzt Otto Buchinger, der 1920 im hessischen Witzenhausen an der Werra seine Patienten fasten ließ, und das zu einer Zeit, in der viele Menschen wenig zu essen hatten und Hunger litten. Trotz scharfer Kritiker sprachen sich die Erfolge, die Buchinger mit seiner Heilmethode bei den Leidenden erzielte, rasch herum, und immer mehr Menschen, die ohne eine nennenswerte gesundheitliche Besserung von Arzt zu Arzt gerannt waren, baten Buchinger verzweifelt um Hilfe. Er selbst, der mit schweren Gelenkentzündungen und einem Nierenleiden zu kämpfen hatte, wurde durchs Fasten bei dem Freiburger Arzt Gustav Riedlin wieder zu einem vitalen, lebensfrohen Menschen, der guten Mutes in die Zukunft blicken konnte. Riedlin war überzeugt: »Hunger ist der beste Koch, Fasten der beste Arzt.« Buchinger jedenfalls fastete bis an sein Lebensende regelmäßig und ernährte sich gesund – er starb im stolzen Alter von 88 Jahren.

In der heute von den Urenkeln des Gründers geführten Buchinger-Klinik in Überlingen am Bodensee zahlen die Heilfastenden für 21 Tage zwischen 5000 und 30 000 Euro, je nachdem, welches Zimmer beziehungsweise welche Suite sie sich für ihren körperlichen *Reset* gönnen. Das Buchinger-Fasten erlaubt pro Tag zwischen 200 und 300 Kalorien, aufgenommen ausschließlich in flüssiger Form durch Säfte und klare Brühen.

Es ist schon erstaunlich, wie intensiv über mitunter irrsin-

nige Ernährungstrends gesprochen wurde und wird (Knochenbrühe!), und wie Magazine ihre Leser mit teilweise hanebüche-
nen Informationen über *low carb*, *low fat* oder *paleo* geradezu
überschütten, während das Heilfasten beziehungsweise Intervallfasten, dessen Erfolge wissenschaftlich belegt sind, lange
Zeit ein Schattendasein führte. Es liegt auch an dem Mediziner, Ernährungsspezialisten und Autor Andreas Michalsen,
dass das Intervallfasten an Popularität gewonnen hat und weiter gewinnt. Der Chefarzt der Abteilung für Naturheilkunde des idyllisch am Berliner Wannsee gelegenen Immanuel-
Krankenhauses hat inzwischen mehrere tausend Patienten
behandelt. Fasten, sagt er, scheint die einzige Intervention zu
sein, die lebensverlängernd auf Organismen wirke und gleichzeitig verzögernd auf die Entstehung altersbedingter Erkrankungen wie Diabetes oder Demenz. Dass Fasten derart breite
Erfolge liefert, hatte Michalsen selbst nicht erwartet. Im Körper wird ein ganzes Orchester an Veränderungen angestimmt,
der sogenannte *metabolic switch*, den man sich am besten als
eine Art Neustart vorstellt. Jedes Mal nämlich, wenn wir essen, so Michalsen, werfen wir den gesamten Mechanismus der
Verdauung an, und zwar mit allen Beteiligten, vom Insulin bis
zum Leptin. Und da in unserer to-go-Kultur das Snacken entgegen unserer eigentlichen Natur zur Normalität geworden ist,
tun wir dies laut Studien bis zu zehnmal am Tag. Dass es neben dem Überangebot an fettigen Currywürsten, Pommes und
Burgern mehr und mehr Smoothie-Bowls oder vegane Müsliriegel gibt, ist zwar eine begrüßenswerte Entwicklung, ändert
aber nichts daran, dass wir unseren Körper mit Arbeit belasten. Auch eine Möhre muss ja verdaut werden. Michalsen vergleicht unser ans Dauersnacken gewöhntes System mit einem

übersteuerten Motor: Die Umstellung auf die »Ernährung von innen«, bei der der Körper seine eigenen Reserven anzapft, zu der das Fasten den Organismus zwingt, ist ein gewaltiges Ereignis für den Körper. Er ist zwar darauf eingerichtet, schwere Hebel muss er aber trotzdem umlegen, sprich: Unser Körper ist in seiner Gesamtheit gefordert. »Zwei Stoffwechselprogramme – Nahrungsaufnahme und Nahrungsverzicht – sind seit Urzeiten im menschlichen Organismus festgeschrieben. Der Körper schaltet dauernd zwischen diesen beiden Programmen hin und her. Die permanente Umschaltung erfordert ein Höchstmaß an Steuerung und feinster Biochemie. Beim Fasten geschieht also Außerordentliches«, schreibt Michalsen. Der Reset durchs Fasten führt beispielsweise dazu, dass der Blutdruck sinkt, die Fettleber wegschmilzt und sich der Zuckerhaushalt reguliert. Durch das Fasten und eine Ernährungsumstellung sei, so Michalsen, selbst eine insulinpflichtige Diabetes heilbar.

Weil sich der Körper die Energie aus den eigenen Fettreserven holt, muss keine Verdauung stattfinden, der Darm entspannt sich und seine Bakterien können ganz in Ruhe neu starten und wichtige Arbeit verrichten. In dem Moment nämlich, da die Zellen nicht mehr mit der Verdauung beschäftigt sind, räumen sie auf und pflanzen sich fort. Alte, geschädigte Bestandteile (fehlgefaltete Proteine oder krankhafte Zellbestandteile, aber auch Viren und Bakterien), die zum Beispiel Krankheiten wie Krebs, Alzheimer oder Parkinson auslösen können, werden zersetzt. Dieses zellverjüngende Recycling-Programm heißt Autophagie, was aus dem Altgriechischen stammt und »sich selbst verzehren, Selbstfressen« heißt. Der Japaner Joshinori Ohsumi wurde für seine Autophagie-Forschungen und seine Arbeit über die fünfzehn daran entscheidend beteiligten Gene 2016 mit dem Nobelpreis für Medizin ausgezeichnet. Der Autophagie-Forscher und Molekularbiologe Frank Madeo sagt: »Kein Ereignis verändert das Feingefüge des Stoffwechsels so außerordentlich wie Fasten, nicht einmal eine Schwangerschaft oder die schwerste Herzoperation.« Durch Fasten oder Intervallfasten können wir unserem Körper die Möglichkeit geben, die ständig in geringem Umfang in unseren Zellen ablaufenden Autophagie-Prozesse so richtig zu beschleunigen und unsere Zellgesundheit zu stärken.

Sobald es ums Fasten geht, kommen natürlich rasch Vorurteile ins Spiel, mit denen Andreas Michalsen in seinem Buch *Mit Ernährung heilen* aufräumt.

So bedeutet Fasten zum Beispiel nicht, hungrig bleiben zu müssen. Fastet man nach einem bewährten Plan (etwa nach der Buchinger-Methode), dann hat sich die Sache mit dem Hungergefühl rasch erledigt, nämlich bereits nach dem ersten oder zweiten Tag. Manchmal kann es auch länger dauern, besonders beim ersten Mal schwindet der Hunger manchmal erst am dritten oder vierten Tag. Fastet man allerdings wiederholt, überwindet man das Hungergefühl immer schneller und routinierter.

Auch der vielbeschworene fastenbedingte Vitamin- und Nährstoffmangel ist ein unwahres Vorurteil. Dem Körper, und das zeigt einmal wieder, über welch erstaunliche Fähigkeiten er verfügt, kann ein bis zu vier Wochen langes Fasten nichts anhaben. Die Vitaminbalance bleibt davon unberührt. Vermutlich liegt das unter anderem daran, dass Fasten ja nicht Komplettverzicht und eine gefährliche Nulldiät bedeutet, über Brühen und Säfte nimmt man Vitamine und Mineralien auf.

Von diesen sollte man allerdings nicht zu viel zu sich nehmen. Ein Hauptziel des Fastens ist die Autophagie, die nur dann stattfinden kann, wenn man dem Körper lange Pausen zwischen Verdauungsphasen einräumt. Säfte enthalten indes Fruchtzucker, und auch grüne Smoothies müssen verdaut werden und schlagen sich auf die Kalorienmenge nieder. Erlaubt sind Wasser und ungesüßte Kräutertees, soviel man möchte. Zu Frucht- und Gemüsesäften rät Michalsen höchstens zweimal am Tag, wobei die Menge zwischen 100 und 150 ml liegen sollte.

Wer regelmäßig fastet, wird beobachten, dass sich die Blut- und Cholesterinwerte deutlich verbessern. Das beliebte Wort »entschlacken« ist im Bezug auf das Fasten allerdings irreführend. »›Schlacken‹ im eigentlichen Sinne – der Begriff stammt aus der Zeit, als noch mit Öfen geheizt wurde, und bezeichnet die Rußabfälle – gibt es nicht«, so Michalsen. Auch sei nicht belegt, dass Schwermetalle wie Blei und Quecksilber, die sich im Fettgewebe ablagern können, durch das Fasten aus dem Körper entfernt werden.

Besonders auf die Zeit danach hat das Fasten eine große Wirkung. Anders als bei Diäten kommt der sogenannte Jo-Jo-Effekt nach dem Fasten höchst selten vor. Fastenbrechen bedeutet schließlich nicht, dass man zur nächsten Imbissbude rennt und sich eine Bratwurst rot-weiß mit Pommes reinzieht und dazu eine Cola trinkt. Wer fastet, der lernt seinen Körper und dessen Bedürfnisse besser kennen und stellt in der Folge die eigenen Ernährungsgewohnheiten auf den Prüfstand.

Einer der Pioniere auf dem Gebiet der Chronobiologie, der Wissenschaftler Satchidananda Panda aus Kalifornien, hat herausgefunden, dass 1200 unserer Gene überhaupt erst im

Fastenzustand aktiviert werden. Es handelt sich dabei überwiegend um stoffwechselaktive Gene und solche, die das Immunsystem steuern.

Bei der Übertragbarkeit der Ergebnisse von Tierstudien auf den Menschen ist selbstredend stets Vorsicht geboten, besonders interessant ist aber folgende von Satchidananda Panda durchgeführte Studie mit Mäusen, die er in zwei Gruppen aufgeteilt hat. Die Mäuse waren genetisch identisch, stammten von den gleichen Eltern und waren in der gleichen Umgebung aufgewachsen. Jede Gruppe bekam zwar die gleiche hochkalorische Nahrung zu fressen, doch die eine Gruppe hatte rund um die Uhr Zugang zu Futter, während der anderen eine sechzehnstündige Fresspause auferlegt wurde. Die Mäuse, die lange pausieren mussten, lernten sehr schnell, die gleiche Kalorienmenge wie ihre Vergleichsgruppe zu fressen, nur eben in einem bestimmten Zeitfenster. Die Mäuse, die ständig Zugang zu Futter hatten, wurden zu Snackern, sie fraßen also viele kleine Mahlzeiten zu jeder Tages- und Nachtzeit.

Um die (Wissenschafts-)Welt gingen zwei Fotos: Das eine zeigte eine ziemlich dicke Maus, das andere eine schlanke. Während die Mäuse, die ständig Futter zur Verfügung hatten, in die Breite gingen, eine Fettleber und Diabetes bekamen und träge in ihren Käfigen rumhingen, blieben die sechzehn Stunden pausierenden Mäuse schlank und vital. Außerdem fand Panda heraus: Die Stoffwechsel-, Verdauungs- und Energievorgänge im Körper werden von Zeit-Genen (Clock-Genen) gesteuert, die sich je nach Tageslicht an- und ausschalten. In seinem Buch *Der Zirkadien Code* schreibt Panda: »Während der ersten zwölf Wochen der Studie, als die Mäuse in einem 8-Stunden-Zeitfenster die gleiche Anzahl an Kalorien und das gleiche fett- und zuckerreiche Futter bekamen, das laut den anderen 11 000 Veröffentlichungen schwere Stoffwechselerkrankungen auslöste, waren sie vollständig von allen Erscheinungen geschützt, die normalerweise mit einer schlechten Ernährung einhergehen.« Panda geht davon aus, dass ein verkürzter Zeitraum für die Nahrungsaufnahme dem Verdauungssystem genügend Zeit verschafft, seine Aufgaben ungestört zu erledigen und Reparaturmechanismen in Gang zu setzen, was auch das Wachstum gesunder Bakterien im Darm fördert.

Panda und sein Team wiederholten das Experiment später mit 9-, 10-, und 12-Stunden-Fenstern. Die Auswirkungen waren ähnlich positiv. »Wenn Mäuse mehr als 15 Stunden am Tag fressen«, so Panda, reagiert ihr Körper scheinbar so, als würden sie ständig fressen.« Die Mäuse, die ein 15-Stunden-Zeitfenster hatten, um ihre tägliche Kalorienmenge aufzunehmen, waren demnach auch nicht sonderlich gesund, ganz im Gegensatz zu jenen Mäusen, bei denen der Essenszeitraum nur 8, 9, 10 oder 12 Stunden betrug.

Panda führte auch eine kleine Studie mit 156 Probanden durch, die per App dokumentierten, wann sie wo was aßen, wobei sich herausstellte, dass die allermeisten das Snacken derart internalisiert hatten, dass sie in einem Zeitraum von 15 Stunden ihrem Körper immer mal wieder Nahrungsmittel zuführten. Rund ein Drittel der täglichen Kalorien – womit die Amerikaner nicht groß anders essen als die Deutschen – wurde abends oder sogar nachts eingenommen. Sinnvoll, wenn auch freilich nicht in Stein gemeißelt, ist allerdings, die größte Mahlzeit dann zu essen, wenn die Sonne am höchsten steht – zur Mittagszeit. Schließlich sind wir tagaktive und nicht nachtaktive Wesen und auf den zirkardianen Rhythmus ausgerichtet.

UNSERE INNERE UHR – EIN WICHTIGER BEGLEITER DES ACHTSAMEN ESSENS

Was uns vollends durcheinanderbringt, darin sind sich Wissenschaftler einig, ist zu essen wie ein Schichtarbeiter. Während unsere Gehirnuhren am stärksten auf Licht reagieren, tun es jene in Darm, Leber und Nieren vor allem auf Nahrung. Das erste Licht des Tages teilt uns mit: Es ist Morgen. Der erste Bissen Nahrung, der erste Schluck Kaffee weckt gewissermaßen Darm, Leber, Niere und Herz auf und signalisiert ihnen, dass wir nun unser Tagwerk begehen. Alle Beteiligten schätzen Routine, und unsere inneren Uhren geraten aus dem Takt, wenn wir diese Routine immer wieder über den Haufen werfen. Panda rät, möglichst früh zu frühstücken, um acht Uhr zum Beispiel, weil die Insulinreaktion in der ersten Tageshälfte am besten ist und spätabends am schlechtesten. Ein weiterer Vorteil: Um mindestens 12 Stunden zu fasten, muss man mit dem Abendessen um 20 Uhr fertig sein, also ein paar Stunden vor dem Zubettgehen, was wichtig ist, weil der Melatoninspiegel zwei bis vier Stunden vor der üblichen Schlafenszeit zu steigen beginnt. Übrigens sind die letzten Stunden des nächtlichen Fastens besonders wichtig. Panda schreibt: »Stellen Sie sich vor, Sie räumen Ihr Haus auf und stellen den gesamten Müll in Beuteln verpackt vor die Haustür. Plötzlich kommt Wind auf und verteilt den Müll aus den Beuteln in der gesamten Nachbarschaft – Ihre ganze Mühe war umsonst.« Das Gleiche tritt ein, wenn man seine Frühstückszeit plötzlich nach vorne verlegt. Der Körper ist dann nicht darauf vorbereitet, eine große Menge an Nahrung verarbeiten zu müssen, was die gesamte

Reinigungsarbeit der Nacht offenbar zunichtemacht. »Das ist vor allem dann wichtig, wenn das Essensfenster 12 Stunden beträgt. Ist das Intervall kürzer und umfasst lediglich acht oder zehn Stunden, verliert man nicht ganz so viele Vorteile, wenn man ab und an früher als sonst frühstückt.«

Wenn man also eine Woche lang um 9 Uhr, um 13 Uhr und um 19 Uhr isst, gewöhnen sich die Zellen daran. Sie stellen um 18 Uhr erste Enzyme bereit, weil sie wissen: In einer Stunde geht's los, dann gibt's was zu essen. Verlässt man diesen Rhythmus und zieht sich um 21 Uhr am Bahnhof, kaum hat man den Zug verlassen, eine Portion Pommes oder eine Currywurst rein, führt das zu einem metabolischen Jetlag.

In seinem Buch *Der Zirkadian-Code* beschäftigt sich Panda mit der Frage, ob unsere innere Uhr im Takt ist. Um das zu gewährleisten und so sowohl die Verdauung als auch einen regelmäßigen Schlafrhythmus zu unterstützen, empfiehlt er, verschiedene Gewohnheiten anzunehmen oder auszubauen.

Dazu gehören Bewegungsgewohnheiten ebenso wie Ernährungsgewohnheiten:

- Gehen Sie am Tag mehr als 5000 Schritte.
- Verbringen Sie pro Tag möglichst mehr als eine Stunde bei Tageslicht draußen.
- Treiben Sie nach 21 Uhr keinen Sport mehr. Schalten Sie elektronische Geräte wie Fernseher, Computer oder Smartphone eine Stunde vor dem Zubettgehen aus. Achten Sie darauf, Ihren Schlafraum ausreichend zu verdunkeln.
- Achten Sie darauf, tagsüber genügend Wasser zu trinken. Nehmen Sie am Nachmittag und abends keine koffein-

haltigen Getränke wie Kaffee, Tee oder Softdrinks zu sich und trinken Sie nach dem Abendessen keinen Alkohol mehr.

- Wenn Ihr Energiepegel absinkt, greifen Sie zu gesunden Alternativen und meiden Sie Schokolade oder stark kohlenhydratartiges Essen wie Pizza und Donuts. Vermeiden Sie Energydrinks.
- Essen Sie nur, wenn Sie Hunger haben und möglichst vor 19 Uhr abends. Versuchen Sie, nach 19 Uhr nichts mehr zu sich zu nehmen.
- Reservieren Sie pro Tag mindestens sieben Stunden für Schlaf und Ruhe. Versuchen Sie, jeden Tag ausgeruht und ruhig zu beginnen, anstatt am Wochenende Schlafmangel aufzuholen.

Diese Empfehlungen zeigen uns zuverlässig, wo wir unserer inneren Uhr unabsichtlich schaden und wo wir gefordert sind, unsere Gewohnheiten für ein besseres Wohlbefinden zu hinterfragen.

Wann die größte Mahlzeit am Tag eingenommen werden soll, da gehen die Meinungen auseinander. Panda zum Beispiel isst mittags gerne etwas Leichtes, einen Salat oder eine Suppe, und speist dann am Abend gemeinsam mit seiner Familie, während der Arzt und Fastenexperte Andreas Michalsen wie erwähnt dazu rät, die größte Mahlzeit am Mittag einzunehmen – auch, weil dies unserem Schlaf guttut.

Im Schlaf laufen alle Fäden des Tages zusammen. Ein gutes Drittel unserer Lebenszeit verbringen wir im Bett, verlängerte Schlafzeiten im Urlaub eingeschlossen. Wir leben zwar nicht, um zu schlafen, aber wie wir uns betten, wie wir ein- und durchschlafen, so leben wir. Zwischen sieben (manche Wissenschaftler sagen fünf) und neun Stunden Schlaf sollten es sein, inklusive Dösen. Jede Art von Zwangsvorstellungen wie »Schäfchen zählen« sind als Einschlafhilfe kontraproduktiv. Sie belasten unser Gehirn, anstatt es zu entlasten. Der Volksmund rät zu wärmenden Socken und heißer Milch mit Honig. Alkohol, das kennt man, beschleunigt zwar das Einschlafen, ist aber ein Durchschlafkiller und führt zu einer Dehydrierung des Körpers. Je mehr man vor dem Schlafengehen trinkt, desto größer ist der Durst in der Nacht. Ein Kater, so Satchidananda Panda, sei nichts anderes, als die Reaktion des Gehirns auf einen Mangel an Flüssigkeit.

Auf den Punkt brachte es Brillat-Savarin: »Gleichgültig, ob der Mensch ruht, schläft oder träumt, er steht immer unter dem Einfluss der Gesetze der Ernährung und kann niemals das Reich der Gastronomie verlassen.«

Qualität und Quantität der Nahrung wirken sich ganz entscheidend auf die Ruhe, den Schlaf, die Träume und darauf aus, wie erholt wir aufwachen. Nahrungsmittel, zu denen Brillat-Savarin vor dem Einschlafen rät, sind Milchspeisen, Geflügel, die Krautpflanze Portulak und ganz besonders Renette-Äpfel wie Cox-Orangen. »In der Regel führen alle leicht erregenden Speisen zu Träumen. Es sind dies insbesondere die dunkelroten Fleischsorten, Täubchen, Enten, Wild und vor allem Hasen. Diese Eigenschaft wird ebenfalls dem Spargel, dem Sellerie, den Trüffeln, den parfümierten Süßigkeiten und ganz besonders der Vanille zuerkannt.«

Abends fettig zu essen – eine Schweinshaxe zum Beispiel – bedeutet, sich im Bett unruhig hin und her zu wälzen. Schläft man erst mal, erholt man sich trotzdem nicht. Ein hoher Fettgehalt des Abendessens beeinflusst die Nachtruhe negativ.

Panda schreibt: »Damit wir einschlafen können, muss unsere Körperkerntemperatur um einige zehntel Grad absinken. Doch wenn wir essen, steigt unsere Körperkerntemperatur an, da vermehrt Blut in die Verdauungsorgane (den Kern) geleitet wird, um die Verdauung zu unterstützen und Nährstoffe aufzunehmen. Spätabends noch etwas zu essen, hält uns davon ab, tief und fest zu schlafen.« Um unseren Körper für den Schlaf herunterzukühlen, sollten zwischen der letzten Mahlzeit und dem Zubettgehen mindestens zwei Stunden liegen, besser vier.

Wie schnell sich der Schlaf stören lässt, überraschte selbst Forscher, die eine kleine Studie durchgeführt hatten. Die Teilnehmer waren zwischen dreißig und fünfundvierzig, normalgewichtig, gesund und schliefen pro Nacht zwischen sieben und neun Stunden. In den ersten von insgesamt fünf Tagen im Schlaflabor aßen sie ballaststoffreiche Nahrung und vor allem wenig gesättigte Fettsäuren. Um einzuschlafen, benötigten die Frauen und Männer im Schnitt siebzehn Minuten. Am letzten Tag aßen die Probanden dann, worauf sie Lust hatten. Sehr gesund war das nicht gerade: Der Anteil der Ballaststoffe sank, der von Fett und Süßem stieg. »Schon ein einziger Tag mit größerem Fettverzehr und weniger Ballaststoffen beeinflusste die Schlafmuster«, so die Leiterin der Studie. Das Einschlafen dauerte plötzlich 29 Minuten. Doch dabei blieb es nicht. Der langsamwellige, für die Erholung des Gehirns so wichtige Schlaf wurde ebenfalls in Mitleidenschaft gezogen.

Kontraproduktiv für unsere Schlafqualität sind selbstredend auch Koffein und Nikotin. Studien belegen, dass Raucher schlechter schlafen als Nichtraucher, wobei zwischen den Rauchern ebenfalls Unterschiede hinsichtlich der Schlafqualität existieren. Je stärker die Abhängigkeit, desto unruhiger die Nachtruhe. Hardcoreraucher empfinden nämlich auch nachts unterbewusst Entzugserscheinungen. In einem Gespräch mit dem Deutschlandfunk sagte Stefan Cohrs, Schlafmediziner an der Psychiatrischen Universitätsklinik der Charité in Berlin: »Nikotin selber aktiviert eine Vielzahl verschiedener Botenstoffe im Gehirn wie das Adrenalin, Noradrenalin, Serotonin. Diese Substanzen sind auch an der Regulierung von Schlaf beteiligt, und es ist sehr wohl denkbar, dass durch die unmittelbare Aktivierung dieser Systeme der Schlaf gestört wird.« Wer kürzer (und schlechter) schläft, fühlt sich am nächsten Tag weniger erholt. Er habe, so Cohrs, einen größeren Bedarf nach einer aktivierenden Substanz. Ein Teufelskreis also, denn Koffein regt bekanntlich die Hirntätigkeit an, weshalb wir ja so gerne nach dem Mittagessen einen Espresso trinken, um nicht vor dem Computer einzuschlafen.

Nicht nur, was wir essen, beeinflusst unsere Schlafqualität, sondern auch, wie wir schlafen, beeinflusst, was wir essen. Zugespitzt formuliert: Je kürzer die Nächte, desto dicker der Bauch. Der Schlafforscher Jürgen Zulley erklärt es folgendermaßen: Das Hormon Leptin »wird im Schlaf ausgeschüttet und signalisiert dem Körper, dass er satt ist. Nur so schafft er es, zehn Stunden lang ohne Nahrung auszuhalten, das würde er tagsüber niemals durchhalten.« Wer wenig schläft, schüttet wenig Leptin aus. Forschungen der Universität von Pennsylvania bestätigen den Zusammenhang zwischen Hunger und Schlafdauer. Die Wissenschaftler, die das Essverhalten von Normalschläfern, Langschläfern und Kurzschläfern untersuchten, stellten fest, dass die Kurzschläfer die höchste Kalorienzufuhr aufwiesen und zudem weniger Vitamin C zu sich nahmen als Normal- und Langschläfer. Gibt es eine bessere Begründung dafür, auszuschlafen ...?

FASTEN FÜHRT ZU DEN ERSTAUNLICHSTEN ERGEBNISSEN

In seinem Buch erzählt Michalsen von seiner Zeit als Assistenzarzt, bei der er und seine Kollegen unter anderem regelmäßig die Zungen ihrer fastenden Patienten begutachten sollten. Die Veränderungen waren beeindruckend: Schrecklich dicke Zungenbeläge, die anfänglich immer stärker wurden, wechselten die Farben – und dann, nach einigen Tagen des Fastens, waren die Zungen belagfrei, schön und rosig. Dieselbe Beobachtung machte Michalsen bei der Haut und dem Bindegewebe der Patienten. Die Weichheit der Unterhaut sei gerade bei vielen Schmerzpatienten zu beobachten gewesen. Die meisten Menschen haben bei Rückenschmerzen Verspannungen, die das Bindegewebe miteinschließen. Bei den Fastenden lockerte sich das Bindegewebe und wurde elastischer, die Schmerzen verbesserten sich.

Mal angenommen, Sie sind gesund, normalgewichtig und fasten oder intervallfasten (und, falls Sie intervallfasten, ernähren Sie sich – meistens – gesund). Fasten, das werden Sie schnell merken, bringt Sie nicht nur Ihrem Körper näher. Sie erlernen ein grundlegendes Verständnis für seine Bedürfnisse, Funktionsweisen und auch für seine Weisheit – denn unser Körper weiß oft viel besser, was wir brauchen, als unser Geist.

Darüber hinaus ist Fasten ein Fest für die Geschmackssensibilität. Süßes erscheint süßer, ein cremiger Joghurt schmeckt plötzlich cremiger und eine Erdbeere geschmacksintensiver. Nachsalzen? Werden Sie deutlich weniger. Fast ist es ein bisschen so, als würde man das Essen neu erlernen, bewusster dieses Mal, achtsamer. Ein sensiblerer Geschmackssinn lässt sich übrigens nicht nur durch Fasten erreichen. Wer gewohnheitsmäßig viel Süßes isst und einmal vier Wochen so gut es geht auf dieses Geschmackserlebnis verzichtet, wird sein erstes Schokocroissant nach diesen Wochen viel intensiver schmecken.

Was die positive gesundheitliche Wirkung des Fastens betrifft, könnte man als kritischer Laie auf die Idee kommen, hier werde vielleicht ein bisschen übertrieben, schließlich stehen die ganz großen Fasten-Studien noch aus. Das ist allerdings wenig verwunderlich: Neunzig Prozent der klinischen Forschung finanziert die Pharmaindustrie. Weshalb nun sollte ein Industriezweig etliche Millionen in Studien investieren, an deren Ende kein zu patentierendes Medikament steht? Fasten kann im Grunde jeder, der gesund ist, auch ohne ärztliche Anleitung ganz bequem zu Hause, es muss ja nicht gleich Heilfasten sein. Auch Intervallfasten, also eine Pause der Nahrungsaufnahme von zwölf, vierzehn oder sechzehn Stunden, was wie gesagt dem Urprogramm unseres Körpers entspricht, wirkt sich positiv auf das körperliche und seelische Befinden aus.

HEILFASTEN IST NICHT DER EINZIGE WEG – METHODEN DES FASTENS

Neben den erwähnten Praktiken von Heilfasten und Intervallfasten existieren selbstredend auch noch andere Fastenmöglichkeiten: zum Beispiel die ADF (Alternate Day Fasting) Methode. Hier lösen sich Fastentage mit Essenstagen ab, wobei an den Fastentagen 25 Prozent der üblichen Nahrungsmenge, also etwa 500 Kalorien, konsumiert werden dürfen.

Möglich ist auch das 5:2-Fasten: An zwei aufeinanderfolgenden Tagen in der Woche wird gefastet, erlaubt sind jeweils 600 Kalorien pro Tag. Laut Michalsen könnte das so aussehen: *Montags:* auf den Tag verteilt zweimal 300 kcal Gemüse, Vollkorngetreide und reichlich Flüssigkeit. *Dienstags* und *mittwochs* normale Kost in einer normalen Menge. *Donnerstags* wieder zweimal 300 kcal. *Freitags, samstags* und *sonntags* normale Kost in einer normalen Menge.

Für Anfänger empfiehlt sich Intervallfasten, bei dem das natürliche Nachtfasten verlängert wird, idealerweise auf vierzehn oder sechzehn Stunden. Wer diese Fastenform ausprobiert, wird feststellen, wie schnell der Körper auf die Umstellung reagiert und dass selbst der anfangs nur schwer vorstellbare sechzehnstündige Essensverzicht keine große Mühe mehr darstellt. Vier Wochen sollte man seinem Körper für die Umstellung allerdings zugestehen. Es lohnt sich! Auch für die, die abnehmen möchten, denn dass Kilos purzeln, ist oft ein Nebeneffekt des Intervallfastens.

Und dann gibt es noch die sogenannte *Fasting Mimicking Diet,* bei der bis zu 800 Kalorien zugeführt werden dürfen, solange man sich vegan und zuckerfrei ernährt. Hier befruchten sich die günstige Wirkung des Fastens und die einer pflanzen-basierten Ernährung gegenseitig. Zum einen befördert eine Kalorienrestriktion die Erneuerung der Zellen, zum anderen verlangsamt der Verzicht auf tierische Eiweiße und Zucker ihren Alterungsprozess. »Deswegen sollte man beim Fasten keine süßen Fruchtsäfte zu sich nehmen«, empfiehlt Michalsen. Auch die Haut profitiert von dieser Art der Ernährung: »Sie ist bei Fleischessern deutlich schlechter vor schädlicher Sonnenstrahlung geschützt als bei Veganern.«

KÖNNEN WIR UNS
GLÜCKLICH ESSEN?
UND WENN JA – WIE?

Menschen, die ihre ungesunde Ernährung durch eine gesunde ersetzen, erzählen stets eine ähnliche Geschichte. Nämlich, dass es ihnen, seitdem sie mehr Obst und Gemüse essen und selber kochen, anstatt eine mit Salami belegte Fertigpizza in den Ofen zu schieben, sehr viel besser geht; sie sind wacher, körperlich und geistig fitter, schlafen besser, fühlen sich ausgeglichener und sind insgesamt fröhlicher gestimmt. Kurz: Sie fühlen sich wie neugeboren. Solche Erfahrungsberichte hat die Schulmedizin lange Zeit weggelächelt, als sei es vollkommen abwegig, dass ungesunde, industriell hergestellte Lebensmittel nicht nur auf den Magen schlagen, sondern auch unsere Stimmung beeinflussen. Stattdessen wurde eine Ernährungsumstellung auf eine bestimmte Diät lange Zeit nur mit dem Ziel verfolgt, beispielsweise abzunehmen oder den Cholesterin- oder Blutzuckerspiegel zu senken. Dabei reichen die Überlegungen, welche Rolle das Essen für die Psyche spielt, weit zurück – schon Jean Anthelme Brillat-Savarin (1755 bis 1826) kam darauf zu sprechen, und er war längst nicht der Erste. Wer seinen Verdauungstrakt mit schwer verdaulichen Speisen quält, darf sich nicht wundern, wenn Körper und Seele irgendwann rebellieren. Brillat-Savarin war überzeugt, dass von allen Körperfunktionen die Verdauung den größten Einfluss auf das seelische Gleichgewicht des Menschen habe. In seiner *Physiologie des Geschmacks* heißt es: »Diese Behauptung darf niemanden Wunder nehmen, denn es kann gar nicht anders sein.«

Bereits die elementarsten Grundbegriffe der Psychologie lehrten uns, dass die Seele nur durch ihre unterstehenden Organe, die sie zu den äußerlichen Dingen in Beziehung setze, Eindrücke empfangen könne. »Wenn diese Organe nun schlecht erhalten, schlecht genährt oder angegriffen sind, dann übt dieser schadhafte Zustand notgedrungen einen Einfluß auf die Empfindungen aus, die Anlaß und Mittler unserer Geistestätigkeit sind«, schreibt Savarin. Die Verdauung mache uns entweder traurig, fröhlich, schweigsam, gesprächig, mürrisch oder melancholisch. Der Forscher teilt die Menschheit in drei Kategorien ein: die Normalen, die Verstopften und die Erschlafften.

Worüber Brillat-Savarin einst schrieb und philosophierte, damit beschäftigt sich heute der Forschungszweig »Nutritional Psychology«. Gefragt wird nicht, wie die Psyche die Ernährungsgewohnheiten beeinflusst, sondern welchen Einfluss die Ernährungsgewohnheiten auf die seelische Gesundheit haben. Zugespitzt formuliert geht es darum, wie man sich glücklich isst.

FAST FOOD UND ZUCKER
MACHEN AUF DAUER NICHT GLÜCKLICH,
SONDERN BEGÜNSTIGEN KRANKHEITEN

Der australischen Forscherin Felice Jacka von der Universität Melbourne und ihrem Team lagen die Daten einer großen norwegischen Studie mit den Ernährungsgewohnheiten mehrerer tausend Schwangerer und später ihrer Kinder vor. Die Wissenschaftler konzentrierten sich auf Kinder zwischen 18 Monaten und fünf Jahren. Neben der Ernährung berücksichtigten die Wissenschaftler außerdem Faktoren wie Bildungsgrad, Einkommen, Erziehungsstil. Das Ergebnis: Mütter, die während der Schwangerschaft hauptsächlich Junk Food, industriell verarbeitete Nahrung und zuckerhaltige Softdrinks konsumiert hatten, deren (schlecht) ernährte Kinder neigten verstärkt zu aggressivem Verhalten und Wutanfällen. Egal, in welchem Alter man sei, so Felice Jacka, es gebe über die gesamte Lebensspanne einen Zusammenhang zwischen Ernährung und psychischer Gesundheit. Unbestritten sei, dass zucker- und fettreiches Junk Food Entzündungsprozesse im Körper begünstige und auch dem Gehirn schade, ja, es sogar regelrecht schrumpfen lasse. Die Forscherin analysierte gemeinsam mit Kollegen die Daten einer australischen Längsschnittstudie zur psychischen Gesundheit. Das Alter der Probanden, die ausführlich über ihre Ernährungsgewohnheiten berichteten und sich einem Hirnscan unterzogen, lag zu Beginn der vierjährigen Studie zwischen 60 und 64 Jahren. Als die Studie endete, wurde bei sämtlichen Teilnehmern erneut ein Hirnscan durchgeführt. Die Forscher interessierten sich besonders für den Hippocampus. Tierstudien hatten bereits gezeigt, dass sich dieser Bereich ernährungsbedingt verändert hatte. Altersbedingt war der Hippocampus zwar bei allen Studienteilnehmern geschrumpft, bei jenen allerdings, die zu Protokoll gegeben hatten, dass sie gerne Steaks, Hamburger, Pommes und Softdrinks konsumieren und wenig Obst und Gemüse aßen, deren linker Hippocampus war verglichen mit den Gemüse- und Obstliebhabern deutlich kleiner geworden.

Wissenschaftler der Universität von Kalifornien in Los Angeles haben in einer im Fachmagazin *EBioMedicine* veröffentlichten Studie festgestellt, dass die besonders in industriell verarbeiteten Lebensmitteln in hoher Dosis vorkommende Fruktose bei Ratten die DNA der Gehirnzellen verändert und Lern- und Gedächtnisfunktionen beeinträchtigt. Die Ratten wurden in einem ersten Schritt darauf trainiert, ein Labyrinth zu durchlaufen, und schließlich in drei Gruppen aufgeteilt. Die erste Gruppe wurde sechs Wochen lang mit fruktosehaltigem Wasser gefüttert. Die Tagesmenge entsprach umgerechnet einem Liter Limonade. Die zweite Gruppe erhielt reines Wasser und Gruppe drei bekam wie Gruppe eins Fruktose-Wasser, allerdings zusätzlich ein mit einer Omega-3-Fettsäure angereichertes Futter. Als die Ratten nach sechs Wochen erneut in das Labyrinth gesetzt wurden, brauchten die »Fruktose-Ratten« doppelt so lang, um den Ausgang des Labyrinths zu finden, wie die Ratten der Gruppe eins und drei (bei der die Omega-3-Fettsäure offenbar den negativen Fructose-Effekt aufgehoben hat). Und: Die Ratten der Gruppe eins hatten außerdem erhöhte Blutzuckerwerte, Triglyzeride und Insulinmengen im Blut.

Das Zucker-Problem besteht auch darin, dass die Lebensmittelindustrie vorzugsweise auf diesen billigen Stoff zurückgreift, als Geschmacksverstärker und Konservierungsmittel. Er ist selbst in Lebensmitteln in hoher Dosis enthalten, von denen man es erst mal nicht annimmt.

Zucker ist freilich nicht gleich Zucker. Im allgemeinen Sprachgebrauch meinen wir mit Zucker für gewöhnlich den industriell hergestellten Haushaltszucker, der in vielen Bürokaffeeküchen gewürfelt neben dem Kaffeeautomaten steht. Haushaltszucker besteht aus Glukose und Fruktose (Saccharose). Es gibt aber noch weitere Zuckerarten:

Traubenzucker (Glukose), Milchzucker (Laktose), Malzzucker (Maltose), Schleimzucker (Galaktose) oder Maissirup.

Die Krankenkasse AOK listet auf ihrer Homepage einige Lebensmittel mit verstecktem Zucker auf, wie zum Beispiel Rotkohl. In einem 700-Gramm Glas stecken 77 Gramm Zucker. Umgerechnet sind das 25 Stück Würfelzucker. Dabei ist Rotkohl eigentlich ein sehr gesundes Gemüse, das Vitamin C und B sowie Eisen und Kalzium enthält.

Die Currywurst, Deutschlands beliebtestes Kantinenessen, kommt zwar nicht im Gewand des Gesunden daher, einen hohen Zuckeranteil assoziiert man mit ihr trotzdem nicht. Weit gefehlt, sie enthält nämlich 24 Gramm Zucker.

In 100 Gramm Ketchup stecken 23 Gramm Zucker.

Ein Glas Gewürzgurken enthält zwölf Gramm Zucker. Warum? Um die Gurken besser zu konservieren.

Krautsalat aus dem Supermarkt enthält 12 Gramm Zucker auf 100 Gramm. Da greift man am besten gleich zu einer Praline, die schmeckt auch besser.

Der beliebte Eistee: 80 Gramm Zucker in einem Liter.

Auch zum Thema Fruchtzucker gibt es einiges zu beachten: Solange es sich um Obst als ganze Frucht handelt, ist Fruktose aufgrund der enthaltenen Ballast- und Nährstoffe sowie der Vitamine ungefährlich. Anders sieht die Sache schon bei Trockenfrüchten aus, denn deren Fruktoseanteil ist sehr viel höher als bei der frischen Variante.

Am Oregon Research Institute wird ebenfalls der Einfluss gezuckerter Nahrung auf das menschliche Gehirn erforscht. Der Wissenschaftler Eric Stice führte dazu einen Versuch mit Studenten durch, von denen die eine Hälfte ständig Eiscreme aß und die andere Hälfte nie. Alle Probanden lagen während des Versuchs im MRT. Mittels eines Schlauchs tranken sie einige Schlucke Schokoladenshake. Das MRT zeichnete die Gehirnaktivität kurz bevor ein Schluck getrunken wurde und während des Trinkens auf. Bei denen, die nie Eiscreme aßen, wurde das Belohnungssystem sehr stark aktiviert. Bei denen, die gewohnheitsmäßig Eiscreme aßen, sprang es praktisch gar nicht an. Das beweise, so Spice, dass die regelmäßige Aufnahme sehr kalorienreicher Nahrung das Vergnügen des Konsumenten erheblich vermindere. Das Belohnungssystem stumpft bei einer übermäßigen Zuckeraufnahme ab. Für einen Zuckerkick muss die Dosis also ständig erhöht werden. Interessanterweise zeigten Menschen, die sehr regelmäßig Kokain oder andere Drogen konsumieren, ein ähnliches Muster, so Spice. Auch sie müssten ihre Kokaindosis steigern, um dasselbe Vergnügen zu empfinden.

Forscher der Universität Iowa untersuchten anhand von Schokolade, warum manche Menschen deutlich mehr als andere essen, und veröffentlichten ihre Ergebnisse im *Journal of the Academy of Nutrition and Dietetics*. Bei dem Versuch durften die 290 Probanden zwischen 18 und 75 nach Lust und Laune Schokolade essen, sprich, so viel sie wollten. 160 der

Teilnehmer hatten laut BMI ein normales Gewicht, 78 waren übergewichtig und 51 krankhaft übergewichtig.

Zwischen den einzelnen Schokoladenportionen, die sie verzehrten, mussten die Studienteilnehmer schriftlich ein paar Fragen bezüglich ihres Geschmackserlebnisses und ihres Sättigungsgefühls beantworten. Wie viel Schokolade die Probanden aßen, unterschied sich enorm: Die Zahl lag zwischen zwei und 51 Stück Schokolade. Die 51 Stück wurden übrigens von einem normalgewichtigen Probanden gegessen, der mit der Schokolade offenbar ein Gefühl zu kompensieren versuchte. Durchschnittlich verzehrte jeder 12 Stücke.

Krankhaft übergewichtige Probanden aßen nicht nur deutlich mehr, die Schokolade schmeckte ihnen auch sehr viel besser als den anderen Teilnehmern, und ihr Verlangen danach nahm langsamer ab als bei den Normal- und Übergewichtigen. Wenig überraschend: Fast jedem schmeckte das erste Stück besser als das zehnte – hier kommt die »wahrnehmungsspezifische Sättigung« ins Spiel, anders gesagt: Unsere Geschmackssensoren ödet der immer gleiche Geschmack mit der Zeit an. Dieser spezifisch-sensorischen Sättigung liegt ein evolutionsbiologischer Mechanismus zugrunde, der uns vor einer allzu einseitigen Ernährung bewahrt, was nicht bei allen Menschen gleichermaßen gut funktioniert.

Interessant war, dass die geschmackliche Abstumpfung bei adipösen Probanden später eintrat als bei Normalgewichtigen. Allerdings, so räumen die Forscher ein, ließen sich die Ergebnisse nicht auf andere Lebensmittel mit salzigem oder bitterem Geschmack übertragen – und auch der hohe Anteil von Frauen (die gewissermaßen auf Schokolade als Stimmungssnack konditioniert sind) verfälsche das Ergebnis womöglich etwas. Trotz aller Einschränkungen ziehen die Forscher eine wichtige Erkenntnis aus ihrem Versuch: »Wenn Menschen mit Adipositas andere Geschmackswahrnehmungen haben als Nicht-Fettleibige, könnte das dabei helfen, Fettleibigkeit besser zu verstehen und Wege zur Vermeidung zu entwickeln«, so Linnea A. Polgreen, die Leiterin der Studie.

Macht uns Zucker so süchtig wie eine Droge? Wie groß das Suchtpotenzial beim Menschen tatsächlich ist, darüber sind sich Wissenschaftler uneins. Spice stelle in seinen Versuchen allerdings noch eine Reaktion fest, die, denkt man an unsere durchindustrialisierte Lebensmittellandschaft und bildgewaltige Welt, mindestens ebenso alarmierend ist: Bei einer zu zuckerreichen Ernährung reagiert das Gehirn hypersensibel auf Bilder von Lebensmitteln. »Je mehr Eiscreme man isst, desto weniger wird das Belohnungssystem aktiviert, dafür reagiert es sehr viel stärker auf Reize, die womöglich einen baldigen Konsum von Eiscreme versprechen, wie wenn man mit dem Auto an einer Eisdiele vorbeifährt oder im Fernsehen einen Werbespot sieht«, so Spice. Die Reaktion auf diese Reize sei viel stärker als bei Menschen, die niemals Eiscreme verzehrten. »Das verführt zum Essen, obwohl man keinen Hunger hat.«

DIE EMOTIONALEN UND GESUNDHEITLICHEN AUSWIRKUNGEN VON GANZHEITLICHER ERNÄHRUNG

Wir können unser Gehirn aber schützen. Im Interview mit der *FAZ* für den Blog *Food Affair* sagte der renommierte Alzheimer-Forscher Konrad Beyreuther: »Belastbar ist, dass wir unbedingt ungesättigte Fette, wie das Fischöl DHA-Säure, brauchen, damit der Informationsaustausch im Gehirn stattfinden kann. DHA-Säure, eine Omega-3 Fettsäure, ist ein essentieller Bestandteil des Gehirns und kann nur selbst hergestellt werden, wenn wir pflanzliche Omega-3 Fette zu uns nehmen.« Zudem empfiehlt Beyreuther, möglichst wenig gesättigte Fette zu essen sowie Milch nur in Maßen zu genießen, denn insbesondere Vollmilch enthält reichlich gesättigte Fette, die für Gehirn und Herz nicht gut sind. »Generell gilt: was für das Herz gut ist, ist auch für das Gehirn gut. Neuere Studien zeigen, dass wer ungesättigte Fette den gesättigten vorzieht, eine 25 Prozent niedrigere Wahrscheinlichkeit hat, an Alzheimer zu erkranken.«

In ihrem Buch *Darm mit Charme* erwähnt Giulia Enders auch das aus der Motivations- und Depressionsforschung stammende Experiment mit der schwimmenden Maus: »Eine Maus wird in ein kleines Wasserbecken gesetzt. Sie kommt mit den Füßchen nicht auf den Boden, also paddelt sie herum, denn sie will wieder an Land. Wie lange wird die Maus für ihren Wunsch schwimmen? Mäuse mit depressiven Eigenschaften schwimmen nicht sehr lange. In ihren Gehirnen können hemmende Signale scheinbar sehr viel besser durchgestellt werden als motivierende und antreibende Impulse.« Die Forscher fütterten die Hälfte der Mäuse mit einem Bakterium, das für seine positive Wirkung auf den Darm bekannt ist. »Dieser Gedanke, das Verhalten der Mäuse über den Bauch zu ändern, war 2011 noch sehr neuartig«, schreibt Giulia Enders. »Die Mäuse mit dem aufgepimpten Darm schwammen nicht nur länger, in ihrem Blut ließen sich auch weniger Stresshormone nachweisen.«

Eine Studie, an der mehr als 12 000 gesunde Spanier teilgenommen haben, kam zu dem Ergebnis, dass jene Probanden, die sich stark an einer mediterranen Diät orientierten, ein deutlich geringeres Risiko hatten (30 Prozent), an Depressionen zu erkranken. Auf ihrem Speiseplan standen viel Obst, Gemüse und Fisch, Vollkornprodukte, nährstoffreiches Blattgemüse mit einem hohen Ballaststoffgehalt, hin und wieder Geflügel und nur selten rotes Fleisch. Statt Butter verwendeten sie Olivenöl (wertvolle ungesättigte Fettsäuren), und zum Würzen reichlich frische Kräuter und Gewürze statt Salz.

Zu demselben Ergebnis kam eine Studie mit 422 jungen Amerikanern und Neuseeländern 2017. Das Erstaunliche selbst für die Wissenschaftler war, dass sich eine Ernährung mit viel frischem Gemüse und Obst bereits nach kurzer Zeit positiv auf die Stimmung der Probanden auswirkte: nämlich nach zwei Wochen. Allerdings betraf die Stimmungsaufhellung nicht jene Teilnehmer, die Dosengemüse und Dosenfrüchte gegessen hatten. »Wir glauben, dass dies auf den höheren Nährstoffgehalt von rohem Obst und Gemüse zurückzuführen ist, insbesondere von Vitamin B und C«, sagte die an der Studie beteiligte Wissenschaftlerin Tamlin Conner von der Universität von Otago in Neuseeland.

Auch Andreas Michalsen empfiehlt bei leichten Depressionen eine gesunde Basisernährung inklusive regelmäßiger

»Superfoods«. Durch einen Speiseplan, auf dem viel Obst und Gemüse steht, könne, so Michalsen, das Depressionsrisiko verringert werden. Warum? »Wichtige Botenstoffe im Gehirn wie Serotonin oder Dopamin, die für eine positive Stimmung sorgen, werden durch das Enzym MAO (Monoaminooxidase) abgebaut. MAO-Hemmer werden aus diesem Grund bei Depression verordnet.« Diese Hemmstoffe sind ein natürlicher Bestandteil vieler Obstsorten und kommen vor allem in Beeren, Trauben und Äpfeln vor, aber auch in Gemüse, grünem Tee und zahlreichen Gewürzen.

Michalsen, der Tausende Patienten mit Depressionen behandelt hat, sagt, dass durch das in seiner Klinik am Wannsee praktizierte Fasten sowie eine Ernährungsumstellung bei leichten bis mittleren Depressionen ein klarer Effekt erzielt werden könne.

Das bedeutet nicht, dass sich eine Depression durch gesunde Ernährung in Schach halten lässt. Das wäre zu schön, um wahr zu sein. Aber etliche Studien zeigen, dass unter großem Seelenschmerz leidenden Menschen nicht nur mit Medikamenten geholfen werden kann, sondern auch Ernährungs- und Bewegungstherapien eine Heilung begünstigen.

NACHWORT

Ernährung und Gefühle sind untrennbar miteinander verbunden. Es ist also nicht verwunderlich, wenn die Fachzeitschrift *The Lancet Psychiatry* prophezeit, dass die Ernährung für die Psychiatrie in Zukunft genauso wichtig sein werde, wie sie es für die Kardiologie, Endokrinologie und Gastroenterologie bereits ist. In einem Interview sagte Emeran Mayer, Professor an der Universität von Kalifornien in Los Angeles und einer der führenden Forscher auf dem Gebiet der Neurogastroenterologie: »Psychiater haben bisher nie unterhalb des Halses nach Ursachen für Probleme gesucht. Aber vielleicht werden wir in Zukunft psychiatrische Probleme nicht mehr nur im Gehirn, sondern auch im Verdauungstrakt behandeln«. Und: »Es ist mit Sicherheit nicht so simpel, dass eine bestimmte Ernährungsform psychische Krankheiten verursacht. Aber möglicherweise erhöht es die Anfälligkeit für solche Störungen, wenn die Bakterienbesiedlung in den ersten Lebensjahren zum Beispiel durch die Ernährung ungünstig beeinflusst wird. Wenn dann noch genetische Faktoren oder Umwelteinflüsse hinzukommen, erkrankt man.«

Wie es uns geht, ist eine Frage, die den ganzen Körper einschließt und nicht nur einzelne Regionen. Das Gehirn mag ein toller Manager sein, der Informationen sammelt und koordiniert, so Guilia Enders, doch schaue man sich die Nerven an, die Darm und Hirn verbinden, gehen 90 Prozent der Informationen vom Bauch zum Kopf und nicht andersherum. Man kann sich also gut vorstellen, dass auch die Infos über unsere Ernährung mitgeteilt werden und in unseren Gesamtzustand einfließen.

»Ich glaube fest daran, dass unser Körper ein kluger Körper ist und wir ihm glauben können, wenn er Lust auf etwas hat. Er kann nichts dafür, dass die moderne Nahrungsmittelindustrie ihn mittlerweile leider gewitzt austricksen kann, mit Dingen, die so nie in der Natur wachsen würden. Gemüse und abgekühlte Kohlenhydrate (wie in Kartoffelsalat oder Sushi-Reis) füttern unsere Bakterien oft besonders gut, weil die Stärke beim Kühlen auskristallisiert und nicht sofort im Dünndarm abgebaut wird, sondern ein größerer Teil auch noch im Dickdarm ankommt«, sagte Enders in einem Interview mit der FAZ für den Blog *Food Affair*.

Der irische Neurowissenschaftler John Cryan, der am University College Cork in Irland lehrt, ist einer der führenden Experten für den Zusammenhang zwischen Mikrobiom, Gehirn und Psyche. Für Cryan ist das Mikrobiom noch etwas viel Größeres als ein Organ, schließlich, so Cryan in einem Interview mit dem *Spiegel*, seien die Bakterien zuerst da gewesen, während wir erst viel später kamen. »Wir neigen dazu, uns vorzustellen, die Mikroben hätten sich in unserem Körper eingerichtet. Aber in Wirklichkeit ist es genau umgekehrt: Wir haben uns in ihrer Welt eingerichtet.« Viele werden mit dem Mikrobiom hauptsächlich den Darm assoziieren, dabei ist das Mikrobiom überall, an den Händen, auf der Zunge und und und. Es ist ein großer, zentraler Biotransformator, vom dem Michalsen sagt, dass er auch bei immunologischen Erkrankungen eine maßgebliche Rolle spielt: bei Allergien oder Multipler Sklerose. Das Mikrobiom ist außerdem sehr wandelbar: Wenn man mit jemandem zusammenwohnt, gleichen sich die Mikrobiome über die Zeit an, weil Ökosysteme immer miteinander im Austausch sind. Das, was wir essen, bestimmt, welche Bakterien sich in unserem Darm wohlfühlen und vermehren. Deshalb haben zum Beispiel Bauchspeck-Esser ein anderes Mikrobiom als Spinat-Esser. Stellt man die Ernährung um, gibt es in wenigen Tagen neue Mitbewohner im Darm.

In den vergangenen zehn Jahren hat sich bei der Erforschung des Mikrobioms zwar unheimlich viel getan, und der mediale Hype besonders um unser Darmmikrobiom ist enorm, trotzdem steckt die Forschung noch in den Kinderschuhen. Mussten vor zehn, fünfzehn Jahren in jedem auf eine breite Veröffentlichung zielenden Manuskript Gene im Mittelpunkt stehen, ist es heute das Mikrobiom. Immer klarer wird allerdings, dass die Darmmikroben eine wesentliche Rolle für unsere Gesundheit spielen und bei vielen Krankheitsprozessen einen großen Einfluss ausüben. Das Gehirn, so Cryan, werde in fast jeder Hinsicht von Veränderungen des Mikrobioms beeinflusst: »Ob sie die elektrische Isolation der Nervenfasern, die Geburt neuer Neuronen oder die Verzweigung der Nervenzellen betrachten – alles wird von Mikroben mitreguliert. Sie wirken darauf ein, wie das Gehirn wächst, wie es sich entwickelt und wie es altert. Was unsere Präferenzen beim Essen betrifft, gibt es keinen Grund, davon auszugehen, dass sie unempfänglich für die Signale sind, die von den Mikroben ausgesandt werden.«

Forscher, die das Mikrobiom von Naturvölkern in Malawi und Venezuela untersucht haben, stellten fest, dass es bei ihnen praktisch keine chronisch entzündlichen Darmerkrankungen gibt. Cryan vermutet, dass auch Depressionen zu einem gewissen Grad mit entzündlichen Prozessen einhergehen – es falle also nicht schwer, sich einen Zusammenhang zwischen dem Verlust bestimmter Mikroben und der Zunahme von Depressionen vorzustellen.

Das stimmt hoffnungsfroh, denn es zeigt erneut, dass Ernährung so viel mehr ist als die Aneinanderreihung von Tabellen, die uns vorzuschreiben versuchen, wie viele Vitamine, Kohlenhydrate und Fette wir unserem Körper zuführen sollten. Ernährung und Gefühl sind derart eng miteinander verbunden, dass man das eine unmöglich ohne das andere verstehen kann. Und hier kommt die Achtsamkeit ins Spiel, die uns den Weg weist. Sie schärft den Blick. Auf uns, unsere Bedürfnisse, unsere (Hunger-)Gefühle und unsere Ernährung, kurz: auf unser Ernährungsgefühl.

LITERATURVERZEICHNIS

Albers, S. (2012), Eating Mindfully, New Harbinger Publications, Oakland.

Aron, A. u. a. (2010), »Reward, Addiction, and Emotion Regulation Systems Associated With Rejection in Love«, Journal of Neurophysiology, Bd. 104, Nr., S. 33–38.

Banzhaf, H. und S. Schmidt (2015), Meditieren heilt, Kreuz Verlag, Freiburg.

Bays, J. C. (2009), Achtsam Essen: Vergiss alle Diäten und entdecke die Weisheit deines Körpers, Arbor Verlag, Freiburg.

Beshara M, A. D. Hutchinson, C. Wilson C (2013), Does mindfulness matter? Everyday mindfulness, mindful eating and selfreported serving size of energy dense foods among a sample of South Australian adults. Appetite 67, 25–29.

Breslin, P. (2013), »An Evolutionary Perspective on Food and Human Taste«, Current Biology, Bd. 23, Nr. 9, 6.5.2013, S. 409–418.

Brillat-Savarin, J. A. (1976), Physiologie des Geschmacks, Wilhelm Heyne Verlag, München.

Brunstrom, J. M. u. a. (2010), »Playing a computer game during lunch affects fullness, memory for lunch, and later snack intake«, American Journal of Clinical Nutrition, Bd. 93 (2), S. 308–313.

Böhme, G. (2017), Leibsein als Aufgabe: Leibphilosophie in pragmatischer Hinsicht, Die Graue Edition, Diezenbach.

Buettner, D. (2015), The Blue Zones Solution, National Geographic, Washington.

Campbell, M. und A. S. Tishkoff (2010), »The Evolution of Human Genetic and Phenotypie Variation in Africa«, Current Biology, Bd. 20, Nr. 4, S. 166–173.

Cederström, C. und A. Spicer (2015), The Wellness syndrome, Polity Press, Cambridge.

Crumpacker, B. (2006), The Sex Life of Food, Thomas Dunne Books, New York.

Daubenmier J., et al. (2016), Effects of a mindfulness-based weight loss intervention in adults with obesity: A randomized clinical trial. Obesity, S. 794–804.

Davis, H. A. (2009), »Genetics study: Africans have keener sensitivity to bitter tastes«, Penn Current, 02/09.

Dailey, M. J. u. a. (2016), »The antagonism of ghrelin alters the appetitive response to learned cues associated with food«, Behavioural Brain Research, 15.4.2016, B. 303, S. 191–200.

Duhigg, C. (2012), The Power of Habit, William Heinemann, London.

Enders, G. (2014), Darm mit Charme: Alles über ein unterschätztes Organ, Ullstein, Berlin.

Fletcher, H. (1913), Fletcherism, Applewood Books, Bedford.

Gabriel, S. und J. D. Troisi (2011), »Chicken soup really is good for the soul: comfort food fulfills the need to belong«, Psychological Science, 22.6.2011, Bd. 6, S. 747–753.

Geliebter A., S. Westreich und D. Gage (1988), »Gastric distention by balloon and test-meal intake in obese and lean subjects«, The American Journal of Clinical Nutrition, Sep. 1988, Bd. 48 (3), S. 592–594.

Hanh, T. N. und Cheung, L. (2013), Achtsam Essen – Achtsam Leben: Der buddhistische Weg zum gesunden Gewicht, Otto Wilhelm Barth Verlag, München.

Hatt, H. und R. Dee (2012), Das kleine Buch vom Riechen und Schmecken, Albrecht Knaus Verlag, München.

Hastedt, H. (2005), Gefühle: Philosophische Bemerkungen, Reclams Universal-bibliothek, Reclam, Stuttgart.

Higgs S (2015) Manipulations of attention during eating and their effects on later snack intake. Appetite 92, 287–294.

Hyman, M. (2018), Food: WTF Should I Eat?: A No-Nonsense Guide to Achieving Optimal Weight and Lifelong Health, Little, Brown and Company.

Kabat-Zinn, J (2011), Gesund durch Meditation: das vollständige Grundlagen-werk zu MBSR, O. W. Barth, München.

Kast, B. (2018), Der Ernährungskompass, Bertelsmann Verlag, München.

Kaufman, J. C. (2004), Kochende Leidenschaft, UVK Verlagsgesellschaft, Konstanz, München.

Keesman M, H. Aarts M. Häfner (2017), Mindfulness Reduces Reactivity to Food Cues: Underlying Mechanisms and Applications in Daily Life. Curr. Addict. Reports. S. 151–157.

Kimmich, D. und S. Schahadat (Hg.), Essen, Zeitschrift für Kulturwissenschaften, transcript Verlag, Bielefeld.

Lacaille J, Ly J, Zacchia N, Bourkas S, Glaser E, Knauper B (2014), »The effects of three mindfulness skills on chocolate cravings.«

Lawson, E. A. et al. (2012), »Leptin Levels are Associated with Decreased Depressive Symptoms in women across the Weight Spectrum, Independent of Body Fat«, Clinical Endocrinology, Oxford 76, Nr. 4, S. 520–525.

Lembke, H. (2011), »Der Mensch ist, was er isst. Ludwig Feuerbach als Vordenker der Gastrosophie«, Epikur Journal für Gastrosophie, 01/2011.

Lembke, H. (2007), Die Kunst des Essens: Eine Ästhetik des kulinarischen Geschmacks, transcript Verlag, Bielefeld.

Lichtblau, K. (Hg.) (2009), Georg Simmel: Soziologische Ästhetik, VS Verlag für Sozialwissenschaften, Wiesbaden.

Lugavere, M., P. Grewal (2018), Genius Foods: Become Smarter, Happier, and More Productive While Protecting Your Brain for Life, Harper Wave, New York.

Mai, R. und S. Hoffman (2015), »How to Combat the Unhealthy=Tasty Intuition: The Influence Role of Health Consciousness«, Journal of Public Policy and Marketing, Bd. 34, Nr. 1, S. 63–83.

Mann, T. (2015), »Secrets from the eating lab: The Science of Weight Loss, the Myth of Willpower, and Why You Should Never Diet Again«, Harper Wave, New York.

Mason, A. E. et al. (2015), Effects of a mindfulness-based intervention on mindful eating, sweets consumption, and fasting glucose levels in obese adults: data from the SHINE randomized controlled trial. J. Behav. Med. 1–13.

Matsumura, T. (2018), Gesund alt werden. Die sieben Geheimnisse der Hundertjährigen aus den Blue Zones, Smart & Clever Books, Erfurt.

McQaid, J. (2015), Tasty: The Art and Science of what we Eat, Scribner, New York.

Mennella, J. A. u. a. (2001), »Prenatal and Postnatal Flavor Learning by Human Infants«, Pediatrics, Jun. 2001, Bd. 107 (6).

Michalsen, A. (2019), Mit Ernährung heilen: Besser essen, einfach fasten, länger leben, Insel Verlag, Berlin.

Moir, H. C. (1936), »Some observations on the appreciation of flavor in foodstuffs«, The Journal of the Society of Chemical Industry, Chem Ind Rev., Bd. 14, S. 145–148.

Mouritsen, O. G. und Styrbaek, K. (2017), Mouthfeel: How Texture Makes Taste, Columbia University Press, New York.

Mühl, M. und D. von Kopp (2016), Die Kunst des klugen Essens: 42 verblüffende Ernährungswahrheiten, Hanser Verlag, München.

Panda, S. (2019), der Zirkadian-Code: Erholsam schlafen, Gewicht reduzieren, gesund sein, VAK Verlags GmbH, Kirchzarten.

Paul, S. (Hg.) (2018), Die Philosophie des Kochens, mairisch Verlag, Hamburg.

Platte, P. u. a. (2013), »Oral Perceptions of Fat and Taste Stimuli Are Modulatetd by Affect and Mood Induction«, PLOS one, 5.6.2013.

Pollan, M. (2009), Lebens-Mittel, Arkana, München

Pollan, M. (2017), 64 Grundregeln ESSEN: Essen Sie nichts, was Ihre Großmutter nicht als Essen erkannt hätte, Goldmann Verlag, München.

Psychologie heute Compact 44: Futter für die Seele: Wie Gefühle uns beim Essen steuern – und warum Genuss ohne Reue möglich ist.

Rappoport, L. (2003), How we eat: Appetite, Culture and the Psychology of Food, ECW Press, Toronto.

Rossey L. (2016), The Mindfulness-Based Eating Solution. New Harbinger Publications, Oakland.

Rosenblum, L. (2011), See What I'm Saying: The Extraordinary Powers of Our Five Senses, W.W. Norton&Company, New York, London.

Rozin, p. und d. Schiller (1980), »The nature and acquisition of a preference for chili pepper by human«, Motivation and Emotion, März 1980, Bd. 4, Nr. 1, S. 77–101.

Rubin, L.C. (Hg.) (2006), Food for Thought: Essays on Eating and Culture, McFarland&Company, Jefferson.

Rützler, H, W. Reiter (2019), Food Report 2020, Zukunftsinstitut, Frankfurt am Main.

Sheperd R. und M. Raats (Hg.) (2010), The Psychology of Food choice, Cabi Publishing, Wallingford.

Sheperd, G.M. (2013), Neurogastronomy: How the Brain Creates Flavor and Why It Matters, Columbia University Press, New York.

Sheperd, G.M. (2004), »The Human Sense of Smell: Are We Better Than We Think?«, Plos.org, San Francisco.

Schüssler P, Kluge M, Yassouridis A, Dresler M, Uhr M, Steiger A. (2012), Ghrelin levels increase after pictures showing food, Obesity (Silver Spring).

Simon, J.M. (2018), When Food is Comfort, New World Library, Novato.

Spence, C. (2017), Gastrophysics: The new Science of Eating, Wiley, Blackwell.

Spence, C. (2015), »On the psychological impact of food colour«, Flavour, 22.4.2015.

Tapper K, Shaw C, Ilsley J, et al. (2009), Exploratory randomised controlled trial of a mindfulness-based weight loss intervention for women. Appetite 52, S. 396–404.

Thaler, R.H. und C.R. Sunstein, Nudge: Wie man kluge Entscheidungen anstößt, Econ Verlag, Berlin.

Tuxker, T. (2006), The Great Starvation Experiment: The Heroic Men Who Starved so that Millions could Live, Free Press, New York.

Tribole, E. und E. Resch (2012), Intuitive Eating: A Revolutionary Program That Works, St. Martin's Griffin, New York.

Wansink, B. und M.M. Cheney (2005), »Super Bowls: Serving Bowl Size and Food Consumption«, The Journal of the American Medical Association, Bd. 293 (14), S. 1727–1728.

Wansink, B. (2008), Essen ohne Sinn und Verstand: Wie die Lebensmittelindustrie uns manipuliert, Campus Verlag, Frankfurt a. Main.

Whaite, J. (2018), Comfort: Food to Soothe the Soul, Kyle Books, London.

Williams, M. und D. Penman (2015), Das Achtsamkeitstraining: 20 Minuten täglich, die Ihr Leben verändern, Goldmann Verlag, München.

Wilson, B. (2017), Essen lernen: Wo unsere Ernährungsgewohnheiten herkommen und wie wir sie ändern können, Suhrkamp Verlag, Berlin.

WEBSEITEN:

https://www.spiegel.de/gesundheit/ernaehrung/bolivien-die-tsimane-sind-das-gesuendeste-volk-der-welt-a-1139000.html

https://adrianmeule.files.wordpress.com/2013/05/meule_2015_ernc3a4hrungimfokus.pdf

https://www.zeit.de/2016/01/heisshunger-essen-gehirn-ernaehrung-blutzucker

https://www.sciencedirect.com/science/article/pii/S2352396416301438

https://www.diabetologie-online.de/a/die-gene-sind-schuld-1636472

Science Daily: Comfort food leads to more weight gain during stress.
Artikel vom 25. April 2019

https://www.dasgehirn.info/handeln/meditation/warum-meditation

https://besser-klartext.de/intervallfasten-befreit-die-zellen-von-molekularem-schrott

https://www.spektrum.de/wissen/die-wichtigsten-fragen-und-antworten-zu-schokolade/1324086

https://www.bll.de/de/aktuell/20180702-essen-mit-allen-sinnen-4-temperatur-textur

https://www.bll.de/de/aktuell/20180516-essen-mit-allen-sinnen-2-optik-farbe

https://www.sciencedaily.com/releases/2019/04/190425143610.htm

https://www.diabetes-online.de/a/grundlagenforschung-wie-fuehrt-dauerstress-zu-uebergewicht-2002604

https://www.ds.mpg.de/206701/20